Diabetische Füße und ihre Schuhversorgung

Herausgeber Ernst Chantelau

Diabetische Füße und ihre Schuhversorgung

Herausgeber

Ernst Chantelau

Autoren

Klaus Busch, Ernst Chantelau, Alexandra Gede,
Ludger W. Poll, Uwe Rhefus, Jan Peter Theurich,
Stephanos Vassiliadis, Karl Zink

2. Auflage

DE GRUYTER

Herausgeber

Professor Dr. Ernst Chantelau
Holthorster Weg 16
28717 Bremen
lobnig@med.uni-duesseldorf.de

Das Buch enthält 101 Abbildungen und 17 Tabellen.

ISBN 978-3-11-021943-2
e–ISBN 978-3-11-021944-9

Library of Congress Cataloging-in-Publication Data

Diabetische Füsse und ihre Schuhversorgung / edited by Ernst Chantelau.
p. cm.
ISBN 978-3-11-021943-2
1. Foot--Diseases. 2. Diabetes--Complications. 3. Foot-Care and hygiene. 4. Orthopedic shoes. 5. Shoes--Fitting. I. Chantelau, E. A. (Ernst Adolf)
RC951.D5336 2010
617.5′85--dc22
2010011796

Bibliografische Information der Deutschen Bibliothek

Die Deutsche Bibliothek verzeichnet diese Publikation in der Deutschen Nationalbibliografie; detaillierte bibliografische Daten sind im Internet über http://dnb.ddb.de abrufbar.

∞ Gedruckt auf säurefreiem Papier, das die US-ANSI-Norm über Haltbarkeit erfüllt.

Printed in Germany.
Satz und Druck: Tutte Druckerei GmbH, Salzweg-Passau.
Bindung: Druckhaus „Thomas Müntzer“, Bad Langensalza.
Einbandfoto: De Vlce/fotolia

Vorwort zur 2. Auflage

„Alle großen Dinge sind nicht ohne
Enthusiasmus zustande gekommen“
R. W. Emerson

Als die 1. Auflage dieses Buches 2004 erschien, waren in der Tat große Dinge zustande gekommen, die die Aussichten für Menschen mit Diabetes grundlegend verbessert hatten: endlich war der Erhalt ihrer Füße statt der Amputation zum Gebot der Vernunft und allgemein anerkannt worden.

Das war nur möglich geworden durch den Enthusiasmus der Akteure der Ersten Stunde. Ihre Erklärung von Oppenheim 1993 (www.ag-fuss-ddg.de) ist 15 Jahre später weitgehend Wirklichkeit geworden:

- die Zahl der Diabetes-Fußambulanzen (einschließlich Fuß-orientierter Diabetes-Schwerpunktpraxen) hat sich in den letzten Jahren deutlich erhöht auf nunmehr 160;
- der Beruf des Podologen, am 4. 12. 2001 vom Bundestag beschlossen, wirkte sich erwartungsgemäß außerordentlich positiv aus. Podologen/Podologinnen sollen laut Gesetz, a) gesunde Menschen auf eigene Verantwortung behandeln, b) Kranke auf Anordnung des Arztes behandeln, c) kranke von gesunden Füßen unterscheiden und d) bei der Prophylaxe von Fußerkrankungen mitwirken;
- bei Patienten mit diabetischer Podopathie und gestörtem Wachstum der Nägel bzw. der Hornhäute müssen die Kosten für podologische Behandlung (verletzungsfreies Abtragen der Hornhäute bzw. Kürzen der Nägel) seit 2002 von den gesetzlichen Krankenversicherungen getragen werden;
- seit 2008 müssen bestimmte, industriell produzierte Spezialschuhe für Patienten mit diabetischer Podopathie von den gesetzlichen Krankenversicherungen finanziert werden.

Die seit 2003 von fast allen gesetzlichen Krankenversicherungen implementierten Diabetes-Management-Programme (DMP) beziehen diese Errungenschaften ausdrücklich ein – ein Novum in der Geschichte der Diabetes-Behandlung in Deutschland.

Schuhwerk wurde bisher eher aus der handwerklichen als aus der wissenschaftlichen Perspektive betrachtet. Auch das hat sich in den letzten Jahren geändert: in den medizinischen Datenbanken sind allein 2009 über 100 wissenschaftliche Untersuchungen über Schuhe veröffentlicht worden. Das gestiegene wissenschaftliche Interesse hat sicherlich auch mit der Erkenntnis zu tun, dass es das Schuhwerk ist, das jede 2. Amputation bei Diabetes-Patienten auslöst. Bei einem „diabetischen Fuß“ muss Diagnostik und Therapie also nicht allein den **Füßen** gelten, sondern auch den **Schuhen**.

Fünf Jahre nach ihrem Erscheinen ist die 1. Auflage dieses Buches vergriffen. Die Neuauflage wurde erforderlich, weil einige Beiträge aktualisiert und dem veränderten Wissenstand angepasst und einige Fehler berichtigt werden mussten. Zum anderen musste unbedingt dem Erfolg der Gesundheitspolitik Rechnung getragen werden. Denn seit der Verabschiedung des Podologen-Gesetzes und der Einrichtung der Diabetes-Management-Programme werden in Deutschland mehrere 100 000 Diabetiker regelmäßig podologisch behandelt und mehrere 10 000 Diabetiker mit Spezialschuhen ausgestattet. Im Gegenzug werden tatsächlich 40–50 % weniger Beine und Füße amputiert – der gute alte George Bernard Shaw („Mich wundert, dass die Gesellschaft einen Chirurgen gut dafür bezahlt, ein Bein zu amputieren – aber nicht dafür, es zu retten“) hätte seine Freude daran gehabt! Und schließlich ist es der „Schuh mit Bio-Feedback“, der als Zukunftsperspektive jetzt unbedingt angesprochen werden musste.

Auch diese 2. Auflage möchte ich dem lebenslangen Enthusiasten für fußgerechtes Schuhwerk, dem Kinderarzt Prof. Dr. med. Erne Maier (1921–2001) widmen, den ich noch persönlich kennen lernen durfte.

Bremen, April 2010 *Ernst Chantelau*

Autoren

Dr. med. Klaus Busch
Internist
Diabetologe DDG
Hoher Wall 25
44137 Dortmund

Prof. (i. R.) Dr. med. Ernst Chantelau
Holthorster Weg 16
28717 Bremen

Dr. med. Alexandra Gede
Abteilung für Innere Medizin/Geriatrie
Augusta-Krankenanstalten
Dr.-C.-Otto-Str. 27
44879 Bochum

Priv. Doz. Dr. med. Ludger W. Poll
Klinik für Radiologie
BG-Unfallklinik Duisburg
Grossenbaumer Allee 250
47249 Duisburg

Uwe Rhefus
Orthopädieschuhmachermeister
Nettergasse 5a
41539 Dormagen

Dr. med. Jan Peter Theurich
Internist
Luise Hensel Str. 15
33378 Rheda Wiedenbrück

Stephanos Vassiliadis
DAK-Unternehmen Leben
Produktmanagement Hilfsmittel
Nagelsweg 27–31
20097 Hamburg

Dr. med. Karl Zink
Facharzt für Allgemeinmedizin
Diabetologe DDG
Diabetes-Zentrum Bad Mergentheim
Theodor Klotzbücher Str. 12
97980 Bad Mergentheim

Inhaltsverzeichnis

4 Schuh-Einlagen, Fußbettungen
Ernst Chantelau

5 Erfahrungen mit der Versorgung der diabetischen Podopathie aus Sicht des Kostenträgers
Stephanos Vassiliadis

6 Wie steht es um die Passform von orthopädischen Maßschuhen?
Karl Zink

7 Praktische Anleitung zur Behandlung und Schuhversorgung des Charcot-Fußes
Ernst Chantelau, Uwe Rhefus

11 Der diabeteskranke Fuß: Zur Pathogenese und Behandlung der diabetischen Podopathie

Ernst Chantelau

12 Technische Neuerungen – Der Diabetiker-Schuh der Zukunft

Ernst Chantelau, Uwe Rhefus

1 Der menschliche Fuß und die Polyneuropathie

Ernst Chantelau

1.1 Die Füße werden wenig beachtet und oft übersehen

„Ein technisches Meisterwerk" nannte Leonardo da Vinci den menschlichen Fuß – man sollte vielleicht besser sagen: ein „Naturwunder". Ein wenig beachtetes Wunder allerdings.

Beim Säugling sind Füße und Hände sich noch sehr ähnlich, „stehen die Fußsohlen einander supinatorisch zugewandt – der unbekleidete Säuglingsfuß bewegt sich lebhaft wie die Hand" (Prof. Dr. Erne Maier). Diese Ähnlichkeit verliert sich bald, deswegen gelingt der lebenslange Gebrauch der Füße als Fuß-Hände (Abb. 1.1) nur, wenn er von klein auf geübt wird (werden muss).

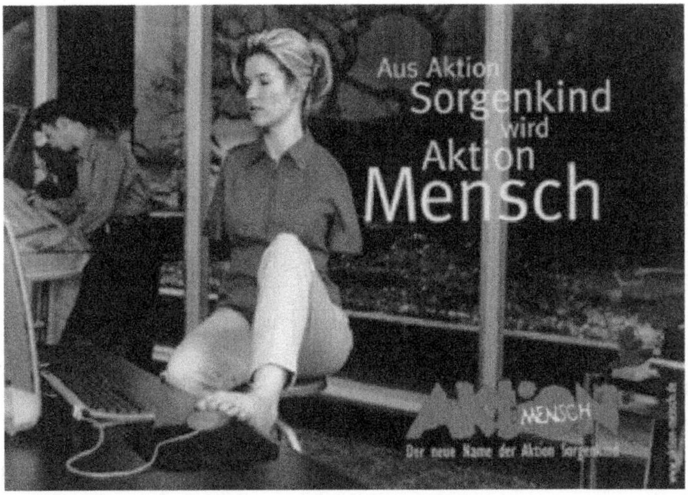

Abb. 1.1: Contergan-geschädigte Frau am PC.

Die Hände erwecken unsere Aufmerksamkeit, nicht jedoch die Füße, die meist still ihren Dienst tun. Füße werden erst beachtet, wenn sie schmerzen, nicht mehr normal funktionieren oder durch Amputation auf immer verloren sind. Nur wer keine voll funktionsfähigen Hände hat, lernt die Füße wie Hände zu schätzen. Füße sind in der Öffentlichkeit meist bekleidet, Hände sind nackt. Die Hände werden der Persönlichkeit zugeordnet, nehmen an der Kommunikation mit anderen Menschen teil, Füße nicht. Die Hände nutzen wir im Alltag ganz bewusst als Hilfsinstrumente, nicht so die Füße (außer im Fußball). Füße – nicht aber Hände! – werden oft ohne nennenswerte Skrupel amputiert, weil sie als weniger wertvoll gelten.

Für Patienten ist keine noch so schöne Fußprothese ein hinreichender Ersatz. Ärzte sehen das manchmal anders: so wird die Hand-erhaltende bzw. wiederherstellende Handchirurgie in der medizinischen Fachwelt ebenso anerkannt wie der Prothesenbau, nicht aber die Fuß-erhaltende Fußchirurgie.

1.2 Die Füße haben ihren Platz im Kopf!

Obwohl also unsere Füße privat und öffentlich kaum bewusst wahrgenommen werden, sind sie doch in unserem Gehirn umfangreich präsent.

Von der Oberfläche und vom Inneren unserer Füße ziehen Nervenbahnen zum Gehirn und leiten die aus der Umwelt kommenden Reize direkt an dieses weiter. Diese Reize erzeugen im Gehirn die unbewusste Wahrnehmung des Körpers und der Körperoberfläche und schaffen den Füßen ihren Platz im Gehirn (Abb. 1.2), ohne dass es uns bewusst wird. (Und das ist gut so: müsste man jeden der 10 000 Schritte, die wir täglich tun, bewusst wahrnehmen, dann könnte man womöglich nur noch im Sitzen oder Liegen ungestört denken!).

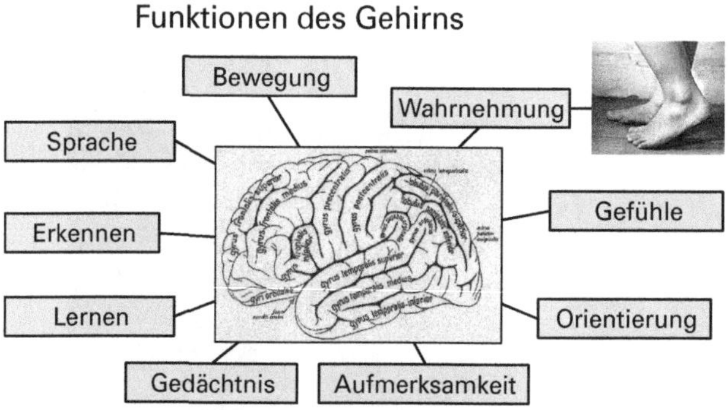

Abb. 1.2: Funktionen des Gehirns.

Das im Gehirn bestehende, unbewusste Bild unseres Körpers (Abb. 1.3) unterscheidet sich sehr von dem bewussten Bild, das wir von uns im Spiegel sehen (Abb. 1.4). Während Beine, Knie, Genitalien, Hüften, Bauch, Brustkorb, Arme, Hals und Hinterkopf im Gehirn unterrepräsentiert sind, sind Gesicht, Lippen und Hände übergroß repräsentiert (somatosensorischer Cortex). Zu den übergroß repräsentierten Körperteilen gehören erstaunlicherweise auch die Füße.

Da Vinci konnte es nicht wissen: wir sind nicht so, wie wir uns im Spiegel sehen, wie uns die Kamera abbildet, wie uns die Mitmenschen sehen, sondern wie uns unser Gehirn „sieht“ [4], wahrnimmt, abbildet. Nicht die mehr oder weniger „astrale“ Erscheinung des Leibes bestimmt die menschliche Gestalt, sondern die Abbildung der erfühlten Lippen, Hände, Füße etc. in unserem Gehirn.

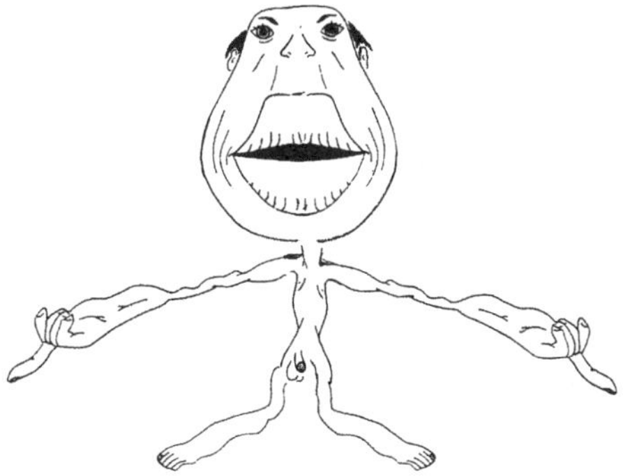

Abb. 1.3: So fühlt uns unser Gehirn.

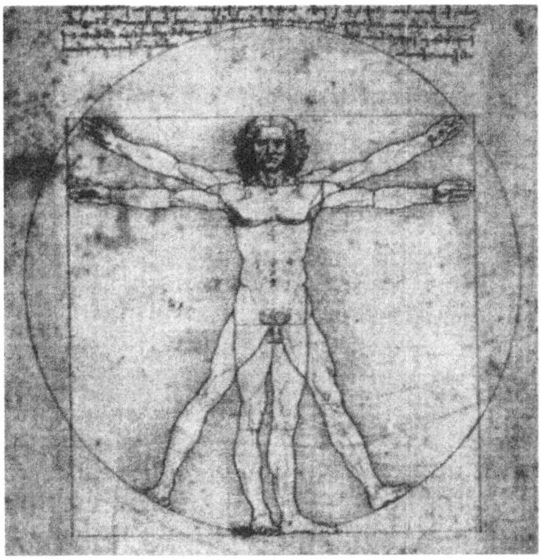

Abb. 1.4: So sehen wir uns im Spiegel.

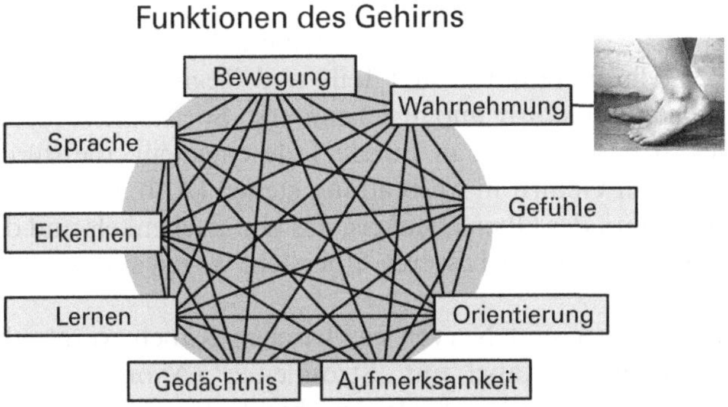

Abb. 1.5: Verknüpfung von Einzelfunktionen im Gehirn

Da alle Wahrnehmungen, die das Gehirn bewusst oder unbewusst erreichen, unbemerkt, sozusagen automatisch, abgespeichert und mit vielen anderen Funktionen und Leistungen des Gehirns millionenfach [4] verknüpft werden (Abb. 1.5), entstehen im Gehirn vielfache Wechselwirkungen. So gilt für die Wahrnehmung z. B. der Füße, dass sie die Orientierung, die Bewegung, ja selbst Sprache und Sprechen, Lernen und Aufmerksamkeit beeinflusst. Umgekehrt beeinflussen das Lernen und das Gedächtnis die Wahrnehmung der Füße.

Fällt eine dieser Teilfunktionen aus, leiden auch die anderen Funktionen – und das wird bemerkt. Das gilt sowohl für den Ausfall eines Gehirnanteils (z. B. durch Schlaganfall, Apoplex), als auch für den Ausfall der Nervenverbindung von der Peripherie zum Gehirn: in beiden Fällen ist die Wahrnehmung gestört. Fällt die

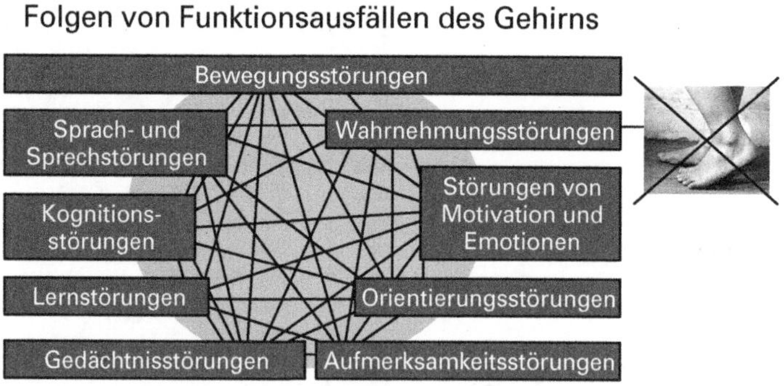

Abb. 1.6: Folgen von Funktionsausfällen des Gehirns.

Nervenverbindung zwischen Füßen und Gehirn aus, entsteht eine Wahrnehmungsstörung für die Füße im Gehirn mit Auswirkungen z. B. auf das Sprechen (Sprechstörungen), die Orientierung (Orientierungsstörungen), das Lernen (Lernstörungen), etc.

1.3 Die Nerven verbinden Kopf und Fuß

Der menschliche Körper ist von Nerven durchzogen, die elektrischen Telefon-Kabeln ähneln. Sie verbinden auch die entferntesten Teile und Regionen des Körpers mit dem Zentralnervensystem in Gehirn und Rückenmark. So ist die Oberfläche des Beines und des Fußes, d. h. die Haut, in Puzzle-Teile eingeteilt, die durch unterschiedliche Nerven mit dem Gehirn in Verbindung stehen (Abb. 1.7–1.8).

Die Nerven, die in der Haut des Oberschenkels, des Unterschenkels und des Fußes enden, tragen lateinische Namen; der besseren Übersicht wegen sind sie hier durchnumeriert.

Nicht nur in ihrer Funktion sind Nerven elektrischen Kabeln vergleichbar. Sie sind auch ähnlich aufgebaut wie Kabel, mit „Stromleiter" (Axon) im Inneren und einer äußeren Isolierschicht (Markschicht, Myelinschicht). In einem Nerv sind mehrere Axone unterschiedlicher Dicke gebündelt (unmyelinisierte, unbemarkte Nervenfasern bis 2,5 µm Durchmesser, wie auch myelinisierte, bemarkte Fasern von 2–20 µm Durchmesser). Die dünnen, unmyelinisierten Fasern leiten u. a. die Schmerz- und Hitzeempfindung, die dicken, myelinisierten Fasern leiten u. a. motorische (der Bewegung dienende) und sensible (der Empfindung dienende) Signale von der Peripherie zum Gehirn [3].

1.4 Erkranken die Fußnerven, sind die Folgen zahlreich: Die Polyneuropathie

Nervenkrankheiten oder -verletzungen können die Verbindung der Peripherie zum Gehirn stören bzw. teilweise oder völlig unterbrechen. Sind die o. g. Fuß- oder Beinnerven unterbrochen, z. B. durch einen Unfall mit Verletzung des Ober- oder Unterschenkels, sind die Füße mehr oder weniger „entnervt". Die Wahrnehmung des

Am Oberschenkel endet der Nervus:

1. genitofemoralis
2. ileoinguinalis
3. cutaneus femoris lateralis
4. cutaneus femoris anterioris
5. cutaneus femoralis posterioris;

am Unterschenkel endet der Nervus:

6. peroneus communis
7. peroneus superficialis

und am Fuß endet der Nervus:

8. saphenus
9. suralis
10. tibialis
11. peroneus profundus
12. plantaris medialis
13. plantaris lateralis

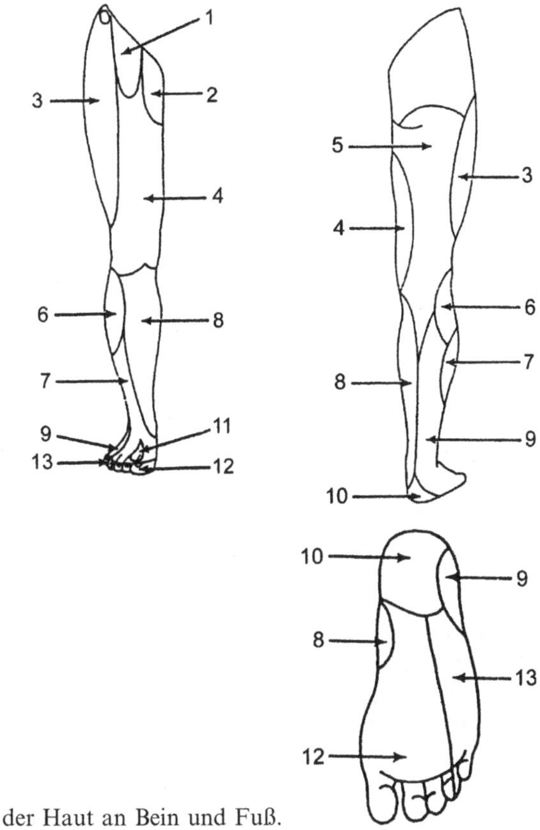

Abb. 1.7: Regionale Nervenversorgung der Haut an Bein und Fuß.

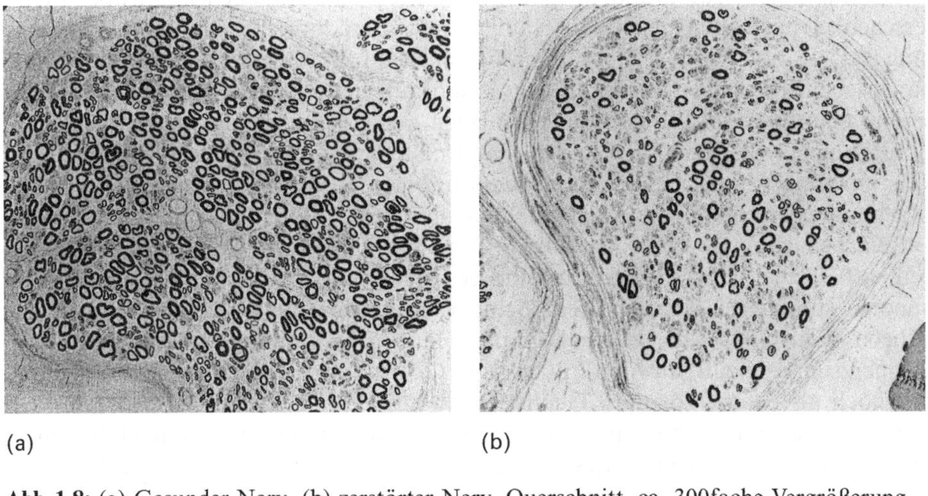

(a) (b)

Abb. 1.8: (a) Gesunder Nerv, (b) zerstörter Nerv. Querschnitt, ca. 300fache Vergrößerung

Körperteils, dessen Nerv zerstört ist, geht verloren. Sind Fußnerven zerstört, kommt es zur Sensibilitätsstörung der Füße.

Die häufigste Ursache einer Zerstörung der Fußnerven sind hierzulande nicht Unfälle, sondern vielmehr die diabetische Polyneuropathie (PNP). Die diabetische PNP ist eine Struktur- und Funktionsstörung der peripheren Nerven, die durch langjährige Einwirkung einer diabetischen Stoffwechsellage bedingt ist, und die mit Zerstörung der Myelinschicht (der Isolierschicht) und schließlich auch des Axons (dem „Stromleiter") endet. Der genaue Schädigungsmechanismus ist unbekannt. Neurotoxische Einwirkungen anderer Art, z. B. Alkoholmissbrauch, Industriegifte, bestimmte Medikamente, Urämie, Hypoxie oder längere intensivmedinische Behandlung (critical illness neuropathy) verschlimmern eine diabetische Polyneuropathie. Neuropathische Nerven(zer)störungen betreffen in der Regel alle Nervenfasern eines Nerven, ungeachtet der Funktionen und der Faserkaliber (Abb. 1.8a, b).

Die diabetische PNP verläuft schleichend und ohne Intervention chronisch-progredient, wird also immer stärker. Sie manifestiert sich meist symmetrisch als sensible oder sensomotorische PNP und beginnt an den Füßen. Sie beginnt nicht an den Armen und Händen, weil die kürzeren (Arm-)Nerven durch die diabetische PNP weniger in Mitleidenschaft gezogen werden als die längeren (Bein-)Nerven. Bei der diabetischen PNP ist u. a. der axoplasmatische Transport beeinträchtigt, und zwar um so mehr, je länger der Nerv ist. Die am weitesten vom Kern der Nervenzelle – der sich im Rückenmark befindet – entfernten Nerven-(Axon-)Anteile werden am schlechtesten vom axoplasmatischen Transport erreicht (Prinzip der Bewässerung der letzten Wiese). Beim Menschen befinden sich die entferntesten Axon-Anteile im Fuß und in den Zehenspitzen: dort enden der Nervus suralis, peroneus profundus, plantaris medialis und plantaris lateralis (Abb. 1.7). Bei größeren Menschen mit Diabetes wird daher eine Polyneuropathie der Füße u. U. früher manifest und schlimmer als bei kleineren Menschen!

Die Beschwerden durch die diabetische PNP sind variabel und hängen vom Entwicklungsstand der Nervenstörung ab. Am Beginn stehen oft übertriebene Schmerzen ohne Anlass, „Nervenschmerzen", Parästhesien und Hyperästhesien („Plus-Symptome") im Vordergrund, die sich in der Regel von unten (Zehen → Füße → Unterschenkel) nach oben ausbreiten. Häufig werden die Schmerzen als brennend („burning feet" – „brennende Füße"), bohrend, stechend, einschießend oder krampfartig beschrieben. Typisch ist die nächtliche Verstärkung der Beschwerden sowie ihre Besserung beim Gehen. Oft sind die Schmerzen mit Überempfindlichkeit bei leichter Berührung (Dysästhesie) verbunden. Die Entstehung dieser „Plus-Symptome" erklärt man sich zum einen dadurch, dass infolge der Zerstörung der isolierenden Myelinscheiden elektrische Aktivität von einem geschädigten Nervenfaser-„Kabel" auf ein benachbartes ebenfalls lädiertes und nicht mehr genügend isoliertes Nervenfaser-„Kabel" überspringt. Eine andere Quelle neuropathischer Schmerzen sind abnorm stimulierte Nozizeptoren (Schmerzrezeptoren an den freie Nervenendigungen unmyelinisierter Fasern) in der Haut. Die andauernde Zuleitung von Schmerzsignalen, z. B. aus den Füßen, zum Gehirn führt dazu, dass die Füße dann nur noch als Schmerzorte im Gehirn repräsentiert sind [2]. Diese Verortung der Füße als eine Anhäufung von Schmerzsignalen kann im Gehirn auch noch bestehen bleiben, nachdem die Füße längst amputiert worden sind und längst keine Schmerzsignale mehr aussenden können (Phantomschmerz).

Später, im weiteren Krankheitsverlauf gehen die „Plus-Symptome" zurück, und „Minus-Symptome" treten an ihre Stelle. Den Schmerzen, Parästhesien etc. folgen also Empfindungs-Defizite, die von den Patienten u. a. als Taubheitsgefühle beschrieben werden. Die Füße werden „taub" für Temperatur-, Schmerz-, Berührungs- und Bewegungs-Wahrnehmung. Der Tastsinn der Füße geht verloren.

1.4.1 Fußloser Kopf

Bei völligem Verlust von Sinnesreizen aus den Füßen kommen die Füße dem Gehirn allmählich abhanden, fallen schließlich ganz aus dem individuellen Körperschema heraus. Sie gehören nicht mehr zu einem, und das, obwohl sie noch vorhanden sind. Der Kopf ist fußlos geworden (Abb. 1.6). Das klinisch bedeutsamste „Minus-Symptom" ist der Verlust der Schmerzempfindung (Hypalgesie, Analgesie). Der Verlust dieses wichtigsten Schutzmechanismus des Fußes (loss of protective sensation) bereitet den Weg zu neuropathisch-bedingten Überlastungsschäden der Haut (Fußgeschwüre) und der Knochen (Fußfrakturen). Schmerzunempfindliche Menschen sterben früh, heißt es; sie neigen dazu, sich zu verletzen, ignorieren entzündete Wunden und achten nicht auf die Signale des Körpers, weil diese keine fühlbare Bedeutung für sie haben. . „Schmertz warnt uns ja, unsere Glieder nicht bis zum Zerbrechen anzustrengen. Was für Kenntnisse gehörten nicht dazu, dieses durch blose Vernunfft einzusehen!" (*G. C. Lichtenberg, 1742–1799*)

1.4.2 Kopfloser Fuß

„Die Dichte von Empfindungsrezeptoren ist an den Fußsohlen sehr groß", sagte Prof. Dr. Michael Hennerici, Neurologe am Uni-Klinikum Mannheim [1], „weil unser Hirn permanent eine Fülle von Informationen über die Lage der Füße und die Beschaffenheit des Untergrunds braucht. Denn der Computer im Kopf muss beim Stehen, Gehen und Laufen ständig die Balance ausrechnen und unser Gleichgewicht halten, damit wir nicht umkippen." Bei PNP geht die Propriozeption im Bereich der Füße verloren. Propriozeption bedeutet die Fähigkeit, die Stellung der Fußgelenke, den Zug der einzelnen Muskeln am Fuß und die Position der Fußsohle beim Aufsetzen auf den Boden unbewusst wahrzunehmen. Patienten mit PNP der Füße sind darum nicht mehr ausreichend gang- und standsicher.

Wenn die beschützende, protektive Sensibilität verloren ist, wird der Fuß von seinem „Eigentümer" unbemerkt überlastet. Ein Beispiel: Der gesunde Fuß – mit protektiver Sensibilität – weicht einer vermehrten, punktuellen Druckbelastung, z. B. einem Fremdkörper oder einem Steinchen im Schuh, schmerz- und kopfgesteuert aus. Die unvermeidliche Druckbelastung der Fußsohle beim Gehen wird reflexartig vom Fremdkörper weg auf andere, weniger schmerzende Bereiche der Fußsohle verlagert, oder das Steinchen wird sofort entfernt. Ohne beschützende Sensibilität bleibt die lokale Sofortreaktion der Fußsohle auf akute mechanische Überlastungen aus, – der neuropathische Fuß weicht nicht aus. Ein Fremdkörper im Schuh wird nicht gespürt, er wird nicht sogleich entfernt, er kann darum das Fußsohlengewebe viel mehr (länger) schädigen als bei erhaltener Schutzsensibilität. So entstehen die typischen schweren Hautschäden am Fuß, bis hin zum Geschwür. Überlastungsschäden der Fußknochen und Gelenke führen zu Frakturen [5], die unter der Bezeichnung „diabetische Osteoarthropathie“ oder „diabetischer Charcot-Fuß“ bekannt sind.

1.4.3 Kann die Polyneuropathie der Füße geheilt werden?

Eine Heilung der Polyneuropathie ist in den meisten Fällen nicht möglich. Selbst die völlig Normalisierung des Blutzuckers führt bei der diabetischen Polyneuropathie nicht zur Wiederherstellung der Nervenfunktion – allenfalls schreitet die Polyneuropathie langsamer fort als bei chronisch schlechter Blutzuckerlage. Die Beschwerden am Anfang der Polyneuropathie (Missempfindungen, Schmerzen) sprechen auf Einreibungen der Füße und Beine an und auf Mittel, die auch bei Epilepsie angewandt werden (z. B. Carbamazepin). Damit kann man die Beschwerden lindern, heilen kann man sie nicht. Jeder dritte Patient verspürt eine Linderung der Beschwerden durch Anwendung eines Placebo, sei es als Tablette, Infusion oder Salbe (diese Linderung hält aber nur wenige Wochen an). Bei jedem zweiten Patienten sind nach etwa fünf Jahren die Missempfindungen, Schmerzempfindungen etc. aus dem Anfangsstadium der Polyneuropathie verschwunden, und die Füße sind völlig gefühllos (taub) geworden.

Danksagung

Die Schemazeichnung der Abb. 1.2, 1.5 und 1.6 verdanke ich Herrn Dr. med. Herbert Beims, Oberarzt am Neurologischen Rehabilitationszentrum Friedehorst in Bremen. Abb. 1.1 wird mit Erlaubnis der „Aktion Mensch“, Bonn (http://www.ressort-mensch.de) nachgedruckt.

Literatur

[1] Hennerici, M., Interview in: Stern 49/1997.
[2] Hsieh, J. C.; Belfrage, M.; Stone-Elander, S.; Hansson, P.; Ingvar, M. (1995) Central representation of chronic ongoing neuropathic pain studied by positron emission tomography. Pain 65: 225–236.
[3] Reiners, K.; Meinhold, J. (2000) Diabetische Neuropathien. In: M. Berger (Hrsg.) Diabetes mellitus. 2. Auflage. München, Urban und Fischer 593–614.
[4] Roth, G. (2003) Aus Sicht des Gehirns. Frankfurt/Main, Suhrkamp Verlag.
[5] Ruckes, J. (1977) Gelenke, Bursen, Sehnenscheiden und Menisci. In: M. Eder und P. Gedigk (Hrsg.) Lehrbuch der Allgemeinen Pathologie und der Pathologischen Anatomie. 30. Auflage. Heidelberg, Springer 780–797.

2 Diabetische Füße passen nicht in normale Schuhe. Die Längen- und Breitenmaße der Füße älterer Menschen: Eine Datenbasis für die industrielle Schuhherstellung

Alexandra Gede

2.1 Einleitung

Etwa 90 % der Fußgeschwüre bei diabetischer Podopathie bilden sich im Vorfußbereich, allein 33 % sind an den Zehen zu finden. Dieses Verteilungsmuster, das aus früheren Untersuchungen bekannt ist [14], legt den Verdacht nahe, dass als Schädigungsursache das Schuhwerk beteiligt ist.

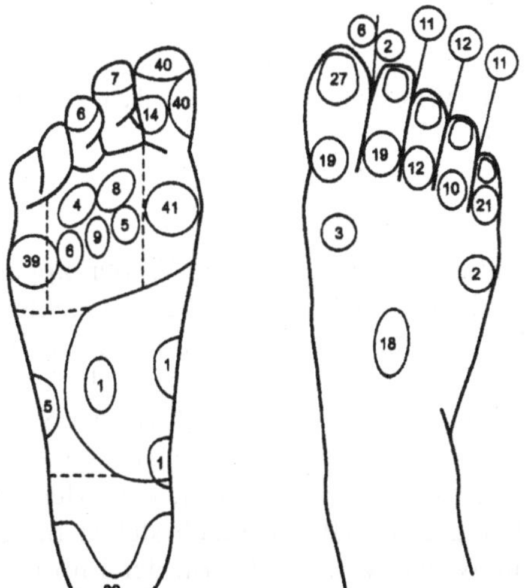

Abb. 2.1: Lokalisation von 439 Geschwüren bei diabetischer Podopathie (nach [14]).

Nach einer amerikanischen Studie ist jede zweite Fuß-Amputation bei Diabetikern auf eine Verletzung (Haut-Druckblase, -Nekrose-, -Abschürfung, -Geschwür) zurückzuführen, die durch normales Schuhwerk verursacht wurde [21]. Obgleich diese Studie offenließ, auf welche Weise die Schuhe die Füße derart beschädigen, kann sie als Beleg dafür angesehen werden, dass normales Schuhwerk für gefährdete Füße, und insbesondere solche mit diabetischer Polyneuropathie [5], ein erhebliches Verletzungs- und letztlich Amputationsrisiko darstellt.

Fußbekleidung soll die Füße vor traumatischen Schäden schützen, die ihnen – unbekleidet – beim Gehen z. B. auf steinigem Untergrund zwangsläufig zugefügt würden, soll die Füße vor Nässe bewahren, wärmen und schmücken. Wodurch Schuhwerk bei Menschen mit diabetischer Podopathie oft eher die Füße schädigt statt sie zu schützen, ist bisher kaum systematisch erforscht worden. Die potenzielle Gefährlichkeit bestimmter Konstruktionsmerkmale normaler Modeschuhe, wie z. B. die *Zehenvorderkappe* (Abb. 2.2), wurde in Einzelberichten jedoch schon früher er-

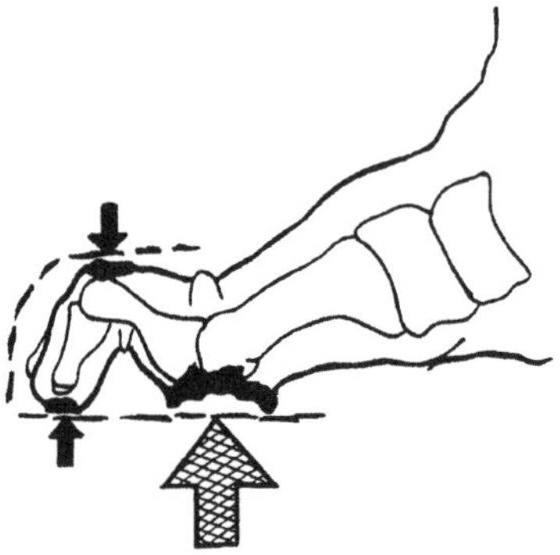

Abb. 2.2: Zehenvorderkappe verursacht Haut-Verletzungen an Zehenrücken, Zehenkuppe und Fußsohle, schematisch. Nach M. Levin 1988 [15].

wähnt [5]. Aus der Sicht der Schuhindustrie „dienen ... die Vorderkappen ... der Versteifung, Formerhaltung und Schönheit der Schuhspitze" [22]; Aspekte der Fußgesundheit bleiben unbeachtet [2]. Besonderheiten des Schuhdesigns, z. B. „dekolletierte" Schuhe (Pumps), oder hohe Absätze wurden von Ärzten als Schädigungsursache angeprangert [7, 20], ebenso eine ungenügende Passform der Schuhe [20].

Fischer und Mattil [9] hatten bereits 1986 darauf hingewiesen, dass auch die *Form der Zehenkappe* die Großzehen schädigen kann. Sie bezogen sich auf Messergebnisse an 1415 gesunden Männern von Helbig et al. [10]. Danach stehen bei 50 % der Männerfüße die Großzehen in einem Winkel von ca. 7° von der Fuß-Längsachse A-B ab [10]. Demgegenüber sieht der als vorbildlich veröffentlichte Brandsohlenumriss G (Grundkonstruktion, von der Deutschen Gesellschaft für Orthopädie DGO für die Gestaltung industriell produzierten Schuhwerks in den 1970er Jahren empfohlen (Abb. 3)) einen Großzehenwinkel vor, der ca. 6° zur Fuß-Längsachse A-B *geneigt* ist [2, 9]. Fischer und Mattil hatten daher zur Verbesserung der Passform eine Änderung der Brandsohlen- und damit der Leistenform vorgeschlagen (Abb. 2.4), mit entsprechend geändertem Großzehenwinkel der Zehenkappe.

Schuhe, die nicht durch Schnürung oder Riemen über dem Fußrücken am Fuß gehalten werden, müssen zwangsläufig den Fuß und insbesondere die Zehen quetschen, um beim Gehen nicht vom Fuß herabzufallen. Markante Beispiele für diesen

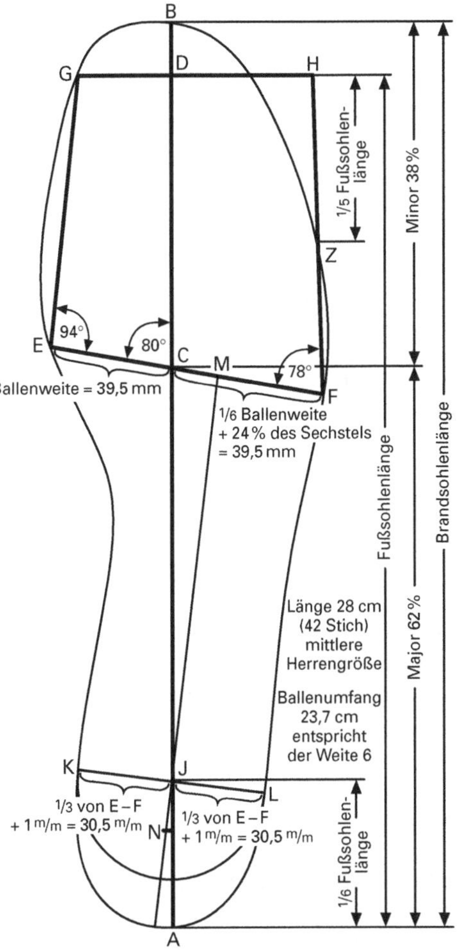

Abb. 2.3: Brandsohlen-Schema G, empfohlen von der Deutschen Gesellschaft für Orthopädie [2].

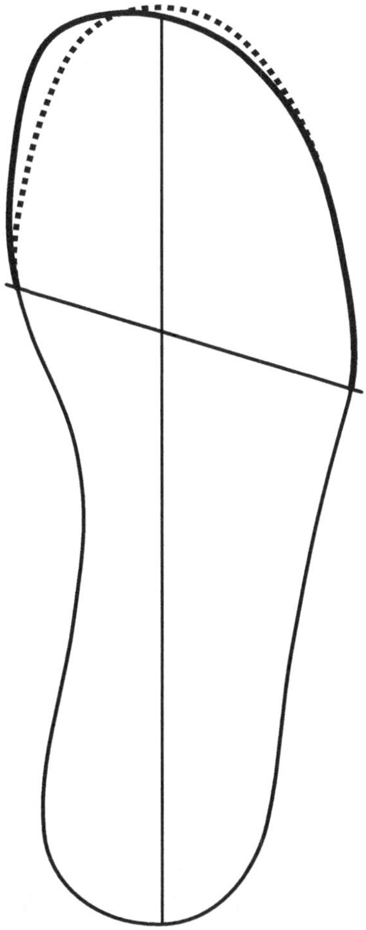

Abb. 2.4: Gestrichelte Linie: Brandsohlen-Schema G (vgl. Abb. 2.3). Durchgezogene Linie: anthropometrisch definierter Brandsohlenumriss, nach Fischer und Mattil [9].

Schuhtyp mit „Dekollete“ sind der Ballerina-Schuh und der Pumps [7, 19]. Den dekolletierten Schuh muss die Spitze am Fuß halten (Abb. 2.5a, b), mit entsprechenden Druckeinwirkungen auf die Zehenpartie.

Auch eine *ungenügende Passform* von Schuhen kann die Ursache von Hautläsionen am Fuß sein, und nicht nur am „diabetischen“ Fuß. Ein Missverhältnis von Fußform und Schuhform muss beim Gehen zwangsläufig zu mechanischen Schäden an den Füßen führen: sind die Schuhe zu eng, gibt es Druckläsionen; sind sie zu weit, gibt es Hautabschürfungen. Zu schmale Schuhe verursachen doppelt so viel Schwielenbildung und Hornhautwachstum an druckbelasteten Stellen (als Reaktion

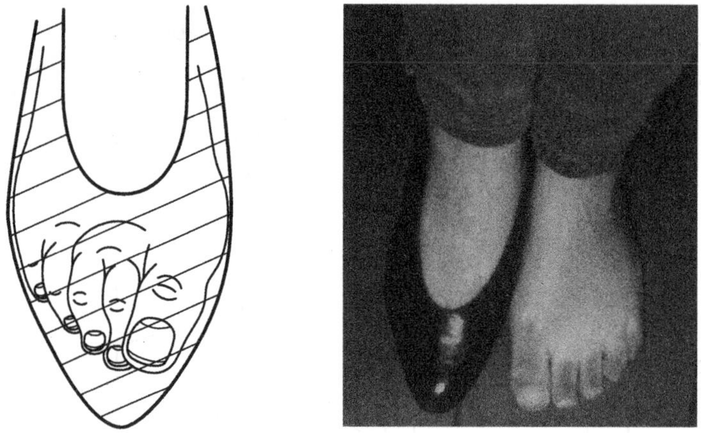

Abb. 2.5: (a) Schematische Darstellung der Zehenpartie innerhalb eines dekolletierten Schuhs. (b) Tatsächliche Form des nackten, belasteten Fußes – im Vergleich zum Fuß im dekolletierten Schuh.

der Haut auf repetitive Druckeinwirkungen) wie ausreichend weite Schuhe [20]. Die Form des Schuhs sollte der des Fußes möglichst genau entsprechen und zwar nach Länge, Breite, Höhe und Formung, um keine mechanischen Beschädigungen am Fuß zu verursachen.

2.1.1 Dimensionen industriellen Schuh-Designs

Anthropometrische Daten des menschlichen Fußes sind im allgemeinen nicht die Grundlage der industriellen Schuhproduktion. Die Schuhdimensionen werden willkürlich vom jeweiligen Hersteller definiert. Natürlich orientiert man sich dabei am Fuß, besser gesagt an einem idealisierten Fußmodell (Leisten) aus Holz oder Kunststoff (Abb. 2.6).

Dieser Standard-Leisten der Schuhgröße 42 (französisches Stich-System) wird für kleinere oder größere Schuhgrößen proportional verkleinert oder vergrößert, und dient als Fußschablone für den zu produzierenden Schuh [2]. Die mit dieser Technik zwangsläufig verbundenen Formmängel werden von Fischer und Mattil ausführlich erörtert [9].

Breite, Höhe und Formung der Schuhleisten werden nach Belieben gehandhabt [2, 3, 9, 13], wobei modische Einflüsse, Empirie und Handwerkstraditionen eine Rolle spielen. Von den Leistenformen, die meistens als Firmengeheimnisse streng gehütet werden, leiten sich die wichtigsten Formelemente des Schuhs ab: die Form des Fußoberteils (des Schafts), die Winkelmaße der Schuhspitze und die Gestaltung des Schuhbodens (insbesondere dessen Umriss, der sogenannte „Brandsohlenumriss"). Letzterer wird auch als „Grundriss des Leistens" bezeichnet. „Er legt verschiedene Maße fest, die den Leistenmacher interessieren, auch Ballenlinie und Ballenpunkt. Das Liniennetz, das bei der Konstruktion entsteht, bestimmt auch Groß-

und Kleinzehenwinkel und diejenige Stelle am Fußaußenrand, vor der die Zuspitzung des Schuhes außen beginnen darf" [18]. Das Schema einer Brandsohle für Kinderschuhe, wie vom Arbeitskreis Kinderschuh aka 64 mitgeteilt, ist in Abb. 2.7 dargestellt.

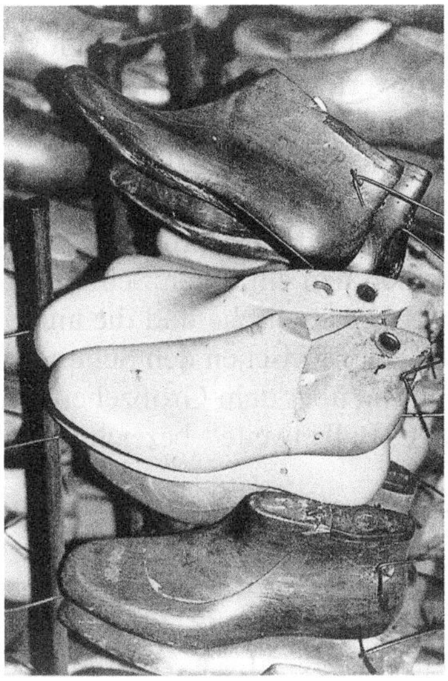

Abb. 2.6: Standardleisten in der Schuhindustrie.

A–B = absolute Brandsohlenlänge
A–D = Fußsohlenlänge
B–D = absolute Zugabe
E–F = Ballenmesslinie
C = Schnittpunkt der Ballenmesslinie mit der Brandsohlenmittellinie
J = Punkt für die Fersenmesslinie
Z = Kleinzehenpunkt
CEG = Großzehenwinkel
CFH = Kleinzehenwinkel
DCE = Ballenmesslinienwinkel
CJM = Winkel zur Bestimmung der Fersenrichtungslinie

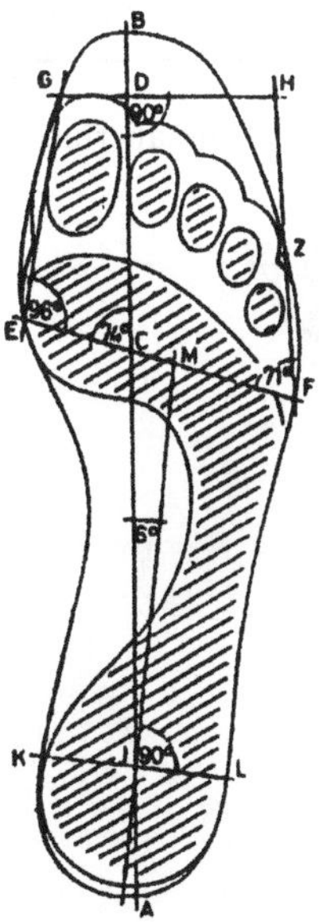

Abb. 2.7: Brandsohlenaufriss für Kinderschuhe aka 64 [2].

Im Unterschied zum Kinderschuh-Brandsohlenumriss, der auf umfangreichen Messreihen an Kinderfüßen basiert, erscheint der Brandsohlenumriss für den Erwachsenenschuh (Abb. 2.3) als ein geometrisches Idealbild, das aufgrund allerlei Winkelmaße und Proportionsfestlegungen konstruiert wurde [2], und – wie jedes Idealbild – mit der Wirklichkeit (in diesem Fall den wirklichen Fußmaßen von Erwachsenen) nur wenig zu tun haben dürfte.

Normiert sind in der Schuhindustrie nur die Längenmaße der Industrieleisten, und zwar in verschiedenen, untereinander konvertierbaren Skalierungen (französische, englische, amerikanische Längenskalierung, siehe Abb. 2.8).

Von diesen Längenmaßen werden alle anderen Leistenmaße nach bestimmten Festlegungen rechnerisch abgeleitet. Die Längen-Skalierungen definieren die Schuhgrößen, mit denen die fertigen Schuhe bezeichnet sind. Die französische Stich-Skala mit 20/3 (= 6,66) mm Längendifferenz zwischen den einzelnen Schuhgrößen ist in Deutschland gebräuchlich, nicht dagegen z. B. die englische und die amerikanische Size-Skala mit 1/3 Inch (8.46 mm) Längendifferenz zwischen den Schuhgrößen. Die „Weite" eines Schuhs entspricht dem Fußumfang über dem Großzehen- und Kleinzehengrundgelenk (Abb. 2.9), die präziser als „Ballenweite" bezeichnet wird.

Metric	22 23 24 25 26 27 28 29 30 31 32 33 34 35 36
French Size	33 34 35 36 37 38 39 40 41 42 43 44 45 46 47 48 49 50 51 52 53 54
English Size	1 1½ 2 2½ 3 3½ 4 4½ 5 5½ 6 6½ 7 7½ 8 8½ 9 9½ 10 10½ 11 11½ 12 12½ 13 13½ 14 14½ 15 15½ 16 16½ 17 17½
USA Size	1 1½ 2 2½ 3 3½ 4 4½ 5 5½ 6 6½ 7 7½ 8 8½ 9 9½ 10 10½ 11 11½ 12 12½ 13 13½ 14 14½ 15 15½ 16 16½ 17 17½ 18

Abb. 2.8: Die verschiedene Schuhgrößenskalierungen im Vergleich, nach [27].

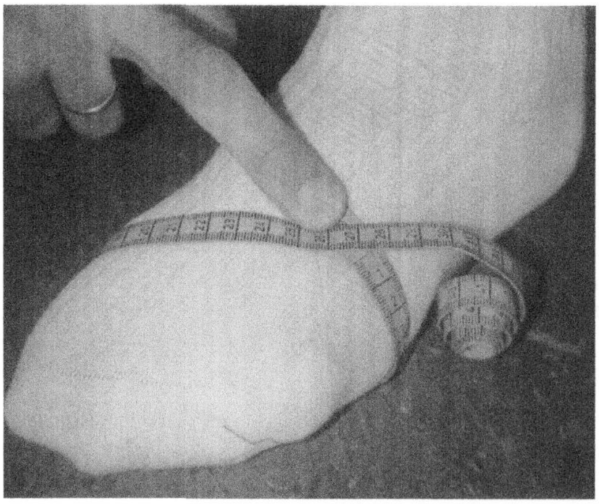

Abb. 2.9: Messung der Ballenweite.

In der deutschen Schuhindustrie wird die Schuhweite nicht auf Messwerte zurückgeführt, sondern als ein Vielfaches der Brandsohlenbreite, d. h. der maximalen Schuhbreite in Höhe der Metatarsalköpfchen, errechnet. Die Brandsohlenbreite ist wiederum als Proportion der Schuhlänge (-größe) definiert [17, 31]. Die Schuhweiten werden den Schuhen unabhängig von den Schuhgrößen vom Hersteller zugeordnet, sie werden in aufsteigender alphabetischer Ordnung bezeichnet von A (geringste Weite) bis L (größte Weite), oder in numerischer Ordnung von 1 bis 12, mit ca. 0,5 mm Differenz zwischen zwei Weiten. In Deutschland beträgt die handelsübliche Weite G das 2,5fache der Brandsohlenbreite, unabhängig von der Schuhgröße [2, 17]. Nur ausnahmsweise werden Schuhe in größeren Weiten (H–K bzw. 8–10) im Handel angeboten [2].

2.1.2 Wie finden unter diesen Bedingungen die passenden Füße und Schuhe zueinander?

2.1.2.1 Fußgesunde: das Aschenputtel-Phänomen

Menschen mit erhaltener Sensibilität der Füße suchen sich die passenden Schuhe unter einer Vielzahl von zur Auswahl stehenden – teilweise oder vollständig passenden – Schuhen dadurch aus, dass sie alle der Reihe nach durchprobieren („Versuch-und-Irrtum-Methode“). Sie finden die passenden Schuhe für sich nach Gefühl. Die Füße finden aktiv in die passenden Schuhe, aufgrund der dem Gehirn übermittelten Nervensignale der Drucksensoren der Fußhaut (siehe Kapitel 1). Findeisen hat festgestellt, dass gesunde Füße erfühlen können, wenn mehr als 7 mm Unterschied zwischen Fußbreite und Schuhbreite besteht – geringere Diskrepanzen werden von Gesunden nicht wahrgenommen [8].

Die Anprobe „nach Gefühl“ im Schuhgeschäft garantiert nicht, dass sich nicht doch nach längerer Benutzung ein Missverhältnis zwischen Fußform und Schuhform herausstellen kann. Denn zum einen ist mit erheblichen Schwankungen des Volumens der Füße bei Belastung zu rechnen: Füße schwellen im Tagesverlauf um 3.5 mm an [23]. Beim Auftreten nimmt die Länge des Fußes um 1.5–2.7% zu, und die Breite um 2.9%, weil durch die Körperlast das Längsgewölbe um 9.5–15.4% elastisch eingedrückt wird [12, 26].

Andere Missverhältnisse zwischen Schuh- und Fußform können u. U. erst durch extreme Fußgelenks-Bewegungen festgestellt werden, die bei einer limitierten Gehprobe im Schuhgeschäft (ohne extreme Belastungen) unentdeckt bleiben müssen. Schuhe werden weggeworfen, wenn sie unansehnlich geworden sind – neue werden gekauft, wenn sie ansehnlich sind...! Viele Menschen haben die Angewohnheit, neu gekaufte, letztlich sich als doch nicht ganz passend erweisende Schuhe nicht zu entsorgen, sondern sie weiter zu benutzen, auch wenn sie ihre Füße damit malträtieren sollten. Denn sie wissen aus Erfahrung, dass ein Fuß mit seiner individuellen Form nicht unbedingt sofort völlig problemlos in einem beliebigen handelsüblich geformten Schuh Platz hat; oft kann er erst dann ungestört Platz in einem neuen Schuh finden, wenn sich der Schuh (nach langer Zeit des schmerzhaften Einlaufens) verformen und dem Fuß anpassen konnte [9, 18]. Bis dieser Verformungsprozess des Schuhs völlig zum Ende gekommen ist, sind Schuh-bedingte Fußschäden möglich, die von Gesunden aus Eitelkeit oder anderen Gründen (gern) in Kauf genommen werden.

Ein märchenhaftes Beispiel berichten die Gebrüder Grimm: dort sagt der Prinz „Keine andere soll meine Gemahlin werden als die, an deren Fuß dieser goldene Schuh passt“- nämlich Aschenputtel. Ihrer einen Stiefschwester passt der Schuh nicht, da drängt die böse Stiefmutter: „Hau die Zehe ab“; und als er der anderen Stiefschwester auch nicht passt, „Hau ein Stück von der Ferse ab!“ Doch der Prinz „sah wie das Blut aus dem Schuh quoll und an den weißen Strümpfen ganz rot heraufgestiegen war“. Also nur wenn der Fuß stärker ist als der Schuh, wird so der Schuh – unter Schmerzen und Blessuren- vom Fuß verformt; andernfalls ist es umgekehrt, wie bei Aschenputtels Stiefschwestern.

2.1.2.2 Patienten mit diabetischer Podopathie

Menschen mit diabetischer Podopathie, d. h. mit sensibilitätsgestörten Füßen, können sich ihre Schuhe nicht nach der „Versuch-und-Irrtum-Methode“ aussuchen, denn ein Irrtum könnte schlimme Verletzungen nach sich ziehen. Die Nervensignale der Drucksensoren der Haut gelangen aufgrund der Nervenstörung (Polyneuropathie) nicht mehr vom Fuß ins Gehirn (siehe Kap. 1); Hautschäden durch drückende Schuhe werden vom Fuß nicht wahrgenommen. Daher können sensibilitätsgestörte Füße nicht zu ihren Schuhen finden, sondern müssen, umgekehrt, die Schuhe zu ihren Füßen finden. Idealerweise müssten die Fußmaße mit den Schuhmaßen im Einzelfall abgeglichen werden, um die passenden Schuhe auf Anhieb finden zu können. Auch ein Fußumriss aus steifer Pappe, der ausgeschnitten und beim Schuhkauf versuchsweise in den Schuh eingelegt wird, gibt Hinweise auf die mögliche Passform des Schuhs am Fuß des Käufers und erleichtert die Schuh-Auswahl. Patienten mit Podopathie riskieren die Entwicklung eines Fußgeschwürs oder einer Gangrän, wenn sie darauf hoffen, dass sie durch „Einlaufen“ unpassende Schuhe entsprechend verformen und ihren Füßen anpassen könnten. Im „Kampf zwischen Fuß und Schuh“ sind ihre Füße schnell verloren.

2.2 Fragestellung der Untersuchung

Um das Risiko primär unpassenden Schuhwerks für Schuhkonsumenten mit diabetischer Podopathie zu verringern, müssten am Markt Schuhe angeboten werden, die zumindest die Längen- und Breitenmaße ihrer Füße zur Grundlage haben. Diese Dimensionen sind bislang nicht ermittelt worden. Die folgende Untersuchung dient daher der Feststellung der Fußlänge und Fußbreite bei Patienten mit diabetischer Podopathie, und insbesondere mit Polyneuropathie. Zum Vergleich sollen die Füße gleichaltriger Personen ohne Diabetes mellitus vermessen werden. Die Messergebnisse werden in Bezug gesetzt zu den Maßen industriell produzierten, handelsüblichen Modeschuhwerks, um festzustellen, wie häufig und in welchem Ausmaß diese voneinander abweichen. Außerdem werden die Messergebnisse tabellarisch aufbereitet, damit sie als Datenbasis für die zukünftige industrielle Schuhgestaltung für diese Personengruppen genutzt werden können.

2.3 Probanden und Methoden

2.3.1 Probanden

Insgesamt 1112 Füße von 568 Patienten mit diabetischer Polyneuropathie [5] wurden in die Studie eingeschlossen. Ausgeschlossen waren Patienten mit erheblichen Fußdeformierungen, wie z. B. Zustand nach Fußoperationen (Amputation, Resektion), Charcot-Fuß, Hallux valgus.

Patienten mit überwiegender peripherer arterieller Verschlusskrankheit (PAVK Stadium III und IV nach Fontaine) waren ebenfalls ausgeschlossen. Eingeschlossen waren Patienten der Diabetes-Fußambulanzen in Bad Mergentheim, Gelsenkirchen, Karlsruhe, Mannheim, Soest, Schopfheim und Düsseldorf. Das mittlere Alter der Patienten betrug 64 Jahre (Bereich 40–89 Jahre), 51 % waren Frauen. Eine diabetische Polyneuropathie wurde mittels Prüfung des Vibrationsempfindens am Großzehengrundgelenk mit der 64 Hz Rydel-Seiffer-Stimmgabel nachgewiesen, eine PAVK wurde klinisch und mittels Palpation der Fußpulse bzw. typischem 8-Mz Doppler-Befund ausgeschlossen.

Zu Kontrollzwecken wurden 200 Füße von 100 nicht-diabetischen Personen der gleichen Altersgruppe vermessen. Die Kontrollpersonen rekrutierten sich aus Angehörigen und Besuchern von stationären Patienten des St. Johannes-Hospitals in Duisburg. Sie mussten frei von Diabetes und PAVK sein (auf Befragen, nach eigenen Angaben) und bei Inspektion keine schwerwiegenden orthopädischen Fußabnormitäten aufweisen (z. B. Deformierungen, vgl. Abb. 2.10). Alle Kontrollpersonen trugen mehr oder weniger abgenutzte, eingelaufene Schuhe, die ihren Füßen nach Form und Größe entsprachen. Sie bestätigten auf Befragen, dass ihre aktuell getragenen Schuhe zur Zufriedenheit passten. Die Schuhgröße, wie sie auf den aktuell benutzten Schuhen in französischer Skalierung angegeben war, wurde vermerkt. Körpergröße und Körpergewicht der Kontrollpersonen wurde nach eigenen Angaben notiert. Das mittlere Alter der Kontrollpersonen betrug 62 Jahre (Bereich 50–88 Jahre), 44 % waren Frauen.

2.3.2 Messmethodik

Bei allen Probanden wurden die maximale Länge des Fußes (von der Ferse bis zur Kuppe des am weitesten vorstehenden Zehs, meist des Großzehs) und die maximale Breite (Durchmesser zwischen 1. und 5. Metatarsalkopf (Abb. 2.10)) stehend in Strümpfen gemessen.

Die Messung erfolgte untersucherunabhängig mit der WMS-Messapparatur® (Abb. 2.11). Die WMS-Apparatur® [1, 16, 17] besteht aus einem fixierten Rahmen, in dem sich zwei bewegliche (sagittale und frontale) Metallbalken befinden. Die Metallbalken werden automatisch motorgetrieben mit konstanter Kraft vorgeschoben, der eine (sagittale) Balken von seitlich zur Mitte hin auf den Fußaußenrand zu (misst die Fußbreite in Millimetern), und der andere (frontale) Balken von vorn auf die Zehenkuppen zu (misst die Fußlänge in Millimetern). Das Messergebnis wird beim Auftreffen der Metallbalken auf den Widerstand der Großzehenkuppe bzw. des Kleinzehengrundgelenkes angezeigt. Außer den Längenmaßen gibt die Ap-

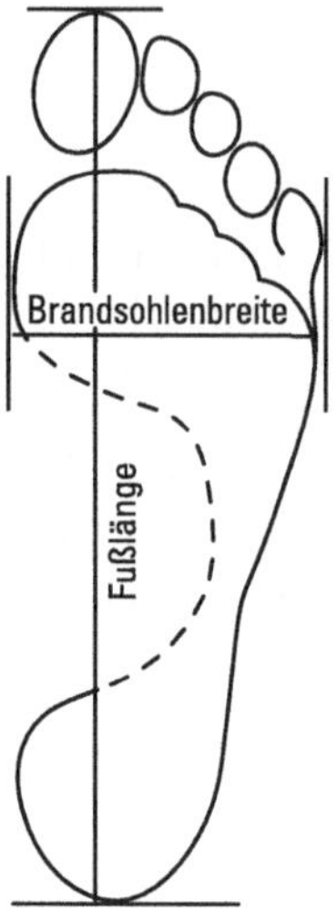

Abb. 2.10: Fußlänge und Fußbreite, wie von WMS-Messaparat® gemessen.

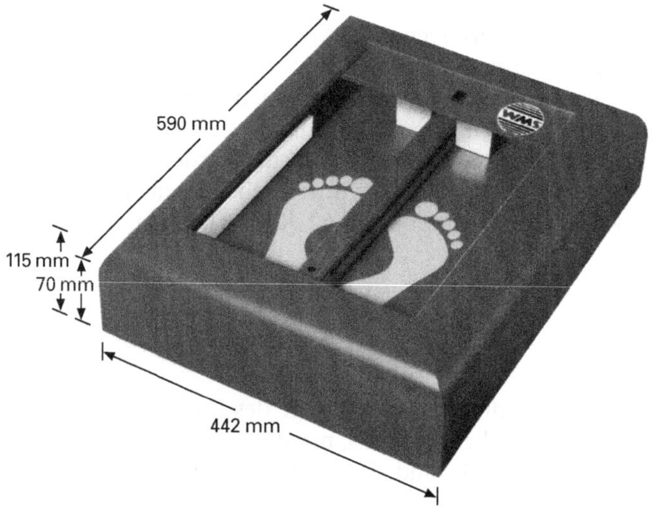

Abb. 2.11: WMS-Messapparat®.

paratur die Schuhgröße in französischer Skalierung von Größe 35 bis Größe 47 an. Die Messwerte, die von der WMS-Apparatur® u. a. in Millimetern angegeben werden (und so zunächst nur bei Kindern festgestellt wurden), entsprechen den Messwerten, die bei Erwachsenen mit dem Mondopoint® System ([2, 11, 23], Gebr. Winkle, Altenstadt/Deutschland) in Millimetern festgestellt wurden.

Die Messung der Ballenweite muss von Hand ausgeführt werden und ist daher sehr unpräzise, je nachdem wie straff oder schlaff das Maßband um den Vorfuß gelegt wird. Untersucher-unabhängig gemessen werden kann daher nur die Breite der Füße (Abb. 2.10). Die Breite kann in die entsprechende Fuß- (bzw. Schuh-) Ballenweite umgerechnet werden (Fußbreite multipliziert mit 2,5 = Ballenweite), entsprechend der Festlegung der Schuhindustrie, dass die Schuh-Brandsohlenbreite ca. 40% der Schuhballenweite ausmacht [2, 17].

2.3.3 Auswertung

Es wurden je Fuß drei Messungen durchgeführt, daraus die Mittelwerte errechnet und zur Analyse verwendet. Die statistische Auswertung der Messwerte erfolgte rein deskriptiv, mit Berechnung von Mittelwerten (ggfs. mit 95% Vertrauensbereich), und von linearen Korrelationen, soweit möglich und sinnvoll. Es wurden Gruppen gebildet, die nach Diabeteserkrankung, Geschlecht und Schuhgröße unterteilt waren, zum Vergleich der Messergebnisse mit den Maßangaben für die Schuhproduktion, die in Industrie-Tabellen, hier der Firma Fagus (Alfeld/Leine), enthalten sind.

Die Beteiligung an den Vermessungen war freiwillig. Die Studie wurde von der Ethik-Kommission der Medizinischen Fakultät der Heinrich-Heine-Universität gebilligt.

2.4 Ergebnisse

Insgesamt wurden 1112 „diabetische“ (bei 568 Personen) und 200 nicht-diabetische Füße (bei 100 Personen) vermessen; das mittlere Alter der untersuchten Personen betrug 64 Jahre (95% Vertrauensbereich 62–66 Jahre).

2.4.1 Rohdaten

Die Rohdaten der Messergebnisse sind in Tabelle 1 und 2 zusammengefasst.

Tab. 2.1: Rohdaten der Messergebnisse: Patienten mit diabetischer Polyneuropathie.

Männliche Patienten mit diabetischer Polyneuropathie

Industrielle Schuhmaße				Anzahl der vermessenen Füße	festgestellte Fußmaße		% Füße breiter als Ballenweite	
Größe[a]	Länge (mm)	Breite[b] G (mm)	Breite[b] H (mm)		Länge (mm)	Breite (mm)	G (%)	H (%)
37	246	88,4	90,4	21	240 (239–241)	94 (92–96)	90	62
38	253	90,4	92,0	17	245 (245–245)	95 (93–97)	82	71
39	260	92,0	93,8	43	249 (249–250)	97 (96–98)	93	79
40	266	93,7	95,4	107	258 (257–259)	98 (97–99)	88	68
41	274	95,6	97,2	74	265 (265–265)	100 (99–101)	80	66
42	280	97,2	98,6	88	270 (270–270)	100 (99–101)	70	65
43	286	98,6	100,2	102	277 (277–277)	103 (102–104)	82	71
44	293	100,2	102,0	46	285 (285–285)	103 (102–105)	65	59
45	300	102,0	103,6	31	290 (289–291)	107 (105–109)	81	81
46	306	103,6	105,4	20	297 (295–299)	105 (103–107)	35	35

Weibliche Patienten mit diabetischer Polyneuropathie

Industrielle Schuhmaße				Anzahl der vermessenen Füße	festgestellte Fußmaße		% Füße breiter als Ballenweite	
Größe[a]	Länge (mm)	Breite[b] G (mm)	Breite[b] H (mm)		Länge (mm)	Breite (mm)	G (%)	H (%)
35	233	85,0	86,6	21	228 (224–232)	90 (88–92)	81	76
36	240	86,6	88,4	45	231 (230–232)	89 (87–91)	58	56
37	246	88,4	90,4	124	238 (237–239)	93 (92–94)	90	70
38	253	90,4	92,0	86	245 (245–245)	92 (91–93)	59	44
39	260	92,0	93,8	81	249 (249–249)	95 (93–96)	67	58
40	266	93,7	95,4	140	256 (256–256)	96 (95–97)	69	56
41	274	95,6	97,2	31	264 (263–265)	98 (96–100)	71	61
42	280	97,2	98,6	19	271 (270–272)	103 (101–106)	95	84
43	286	98,6	100,2	16	277 (276–278)	102 (100–104)	62	56

[a] französische Skalierung,
[b] entspricht definitionsgemäß 40% der Ballenweite G bzw. H, etc. (vgl. Text).
Mittelwerte (95% Vertrauensbereich)

Tab. 2.2: Rohdaten der Messergebnisse: Kontrollgruppe (nicht-diabetisch).

Männliche nicht-diabetische Kontrollpersonen

Industrielle Schuhmaße				Anzahl der vermessenen Füße	festgestellte Fußmaße		% Füße breiter als Ballenweite	
Größe[a]	Länge (mm)	Breite[b] G (mm)	Breite[b] H (mm)		Länge (mm)	Breite (mm)	G (%)	H (%)
37	246	88,4	90,4	2	240 (—)	99 (—)	—	—
38	253	90,4	92,0	4	245 (245–245)	97 (92–102)	100	100
39	260	92,0	93,8	9	250 (248–252)	96 (93–99)	67	44
40	266	93,7	95,4	27	258 (257–259)	98(97–100)	70	67
41	274	95,6	97,2	19	264 (263–265)	99 (97–101)	74	58
42	280	97,2	98,6	24	270 (269–271)	93 (91–95)	54	54
43	286	98,6	100,2	12	278 (276–280)	104 (101–107)	92	58
44	293	100,2	102,0	13	285 (282–288)	105 (102–108)	85	69
45	300	102,0	103,6	2	290 (—)	109 (—)	—	—

Weibliche nicht-diabetische Kontrollpersonen

Industrielle Schuhmaße				Anzahl der vermessenen Füße	festgestellte Fußmaße		% Füße breiter als Ballenweite	
Größe[a]	Länge (mm)	Breite[b] G (mm)	Breite[b] H (mm)		Länge (mm)	Breite (mm)	G (%)	H (%)
34	224	83,5	85,0	2	216 (—)	89 (—)	—	—
35	233	85,0	86,6	4	224 (219–228)	91 (88–92)	100	100
36	240	86,6	88,4	8	232 (228–235)	90 (86–95)	50	50
37	246	88,4	90,4	11	239 (237–240)	94 (91–96)	73	64
38	253	90,4	92,0	12	246 (245–247)	90 (87–91)	42	25
39	260	92,0	93,8	15	249 (248–250)	94 (91–96)	67	67
40	266	93,7	95,4	22	257 (255–257)	95 (93–97)	59	59
41	274	95,6	97,2	4	262 (260–264)	100 (94–105)	75	75
42	280	97,2	98,6	8	273 (270–274)	96 (92–99)	50	50
43	286	98,6	100,2	1	280 (—)	112 (—)	—	—
44	293	100,2	102,0	1	285 (—)	107 (—)	—	—

[a] französische Skalierung,
[b] entspricht definitionsgemäß 40% der Ballenweite G bzw. H, etc. (vgl. Text).
Mittelwerte (95% Vertrauensbereich)

2.4.2 Statistische Auswertungen der Messergebnisse

Die gemessenen Fußlängen und entsprechenden Schuhgrößen variierten von Größe 35–43 bei den diabetischen Frauen, und von Größe 37–46 bei den diabetischen Männern. Die Größe 37 (bei 22 %), und die Größe 40 (bei 25 %) kam bei den Frauen am häufigsten vor, und die Größe 40 (bei 20 %) und die Größe 43 (bei 20 %) war bei den Männern am häufigsten. Bei den nichtdiabetischen Kontrollpersonen waren die Fußlängen bzw. Schuhgrößen in ähnlichen Häufigkeiten verteilt. Kleinere Größen (Schuhgrößen 34–36) und Übergrößen (Schuhgrößen 44–47) waren deutlich unterrepräsentiert. Diese Häufigkeitsverteilung der Schuhgrößen dürfte der Häufigkeitsverteilung der Körpergrößen in der Allgemeinbevölkerung entsprechen.

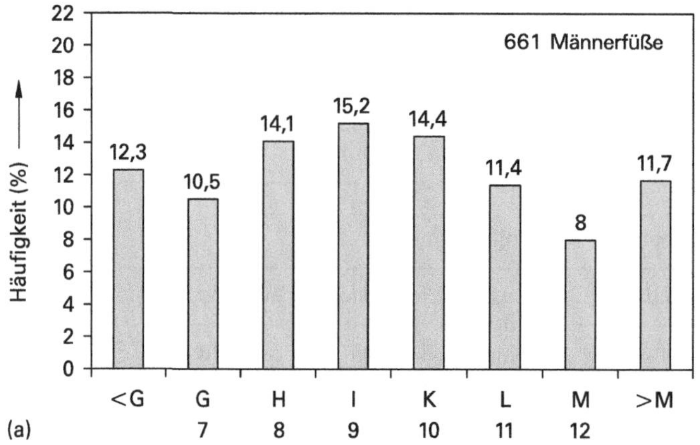

(a)

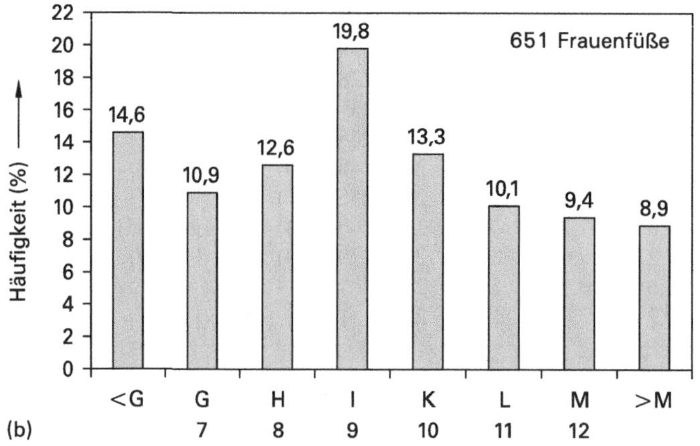

(b)

Abb. 2.12: Prozentuale Verteilung unterschiedlicher Ballenweiten (die gemessenen Brandsohlenbreiten multipliziert mit 2.5; siehe Text) bei 1312 Füßen von Personen im durchschnittlichen Alter von 64 Jahren (549 Männerfüße mit diabetischer Polyneuropathie plus 112 Männerfüße ohne Polyneuropathie (a) sowie bei 563 Frauenfüßen mit diabetischer Polyneuropathie plus 88 Frauenfüße ohne Polyneuropathie (b).

In allen Schuhgrößen (Nr. 34–45) bzw. Fußlängen waren die Fußbreiten der männlichen Personen genau so groß wie die der weiblichen Personen. Die Fußbreiten der männlichen und weiblichen Personen waren jedoch in jeder Schuhgröße meistens breiter als die handelsübliche Breite/Weite G (entspr. Weite 7): 77,2 % der Männerfüße und 74,5 % der Frauenfüße waren breiter als die Brandsohlenbreite bei Weite G in den Schuhgrößen Nr. 34–45 (siehe Abb. 2.12).

Die gemessene Fußlänge korrelierte stark mit der gemessenen Fußbreite, d. h. längere Füße sind breiter als kürzere. Die gemessene Fußlänge – nicht aber die gemessene Fußbreite – korrelierte stark mit der aktuell getragenen Schuhgröße, d. h. die aktuell getragenen Schuhe waren zwar so lang wie die Füße, hatten aber nicht die passende Breite. Die Körpergröße korrelierte stark mit der Fußlänge, aber nur schwach mit der Fußbreite, d. h. größere Menschen haben längere, aber nicht unbedingt breitere Füße als kleinere Menschen. Das Körpergewicht korrelierte nur schwach mit der Körpergröße, der Fußlänge bzw. der Fußbreite, d. h. das Körpergewicht bestimmt die Maße des Fußes nicht nennenswert (siehe Tabelle 3).

Tab. 2.3: Korrelationen zwischen verschiedenen Parametern, ermittelt an Füßen von 100 Kontrollpersonen im Alter von 64 Jahren

Parameter	Parameter	Korrelationskoeffizient
Schuhgröße der aktuell getragenen Schuhe, französische Skala 34–45	Fußlänge in mm	r = 0.95
Fußlänge in mm	Fußbreite in mm	r = 0.87
Körpergröße in cm	Fußlänge in mm	r = 0.90
Schuhgröße der aktuell getragenen Schuhe französische Skala 34–45	Fußbreite in mm	r = 0.58
Körpergröße in cm	Körpergewicht in kg	r = 0.59
Körpergröße in cm	Fußbreite in mm	r = 0.57
Körpergewicht in kg	Fußlänge in mm	r = 0.57
Körpergewicht in kg	Fußbreite in mm	r = 0.42

2.5 Diskussion der Ergebnisse

Die vorliegenden Befunde sind die ersten anthropometrischen Daten, die an den Füßen von Patienten mit diabetischer Podopathie und an gleichaltrigen Kontrollpersonen in Deutschland erhoben wurden. Das durchschnittliche Alter der vermessenen Personen betrug 64 Jahre. Bisher waren in Deutschland Füße von Kindern [1, 16, 17, 30], der Durchschnittsbevölkerung [24], Soldaten [9] und Industriearbeitern [10] vermessen worden.

Das wichtigste Ergebnis der vorliegenden Studie ist der Beweis, dass das handelsübliche Schuhwerk mit der Weite G für mehr als 70 % der vermessenen Personen, Patienten wie Kontrollpersonen, zu schmal ist. Diese mit dem WMS-Messapparat® erhobenen Befunde bestätigen Untersuchungsbefunde, die 1995–99 in der Tschechischen Republik mit dem Mondopoint® Messsystem [24] erhoben wurden [11].

Dort wurden gesunde Personen im Alter von 15–60 Jahren vermessen, sowie Patienten mit Diabetes mellitus. Die jüngeren Gesunden bis 50 Jahre wiesen in 62 % (Männer) bzw. 36 % (Frauen) breitere Füße auf als der handelsüblichen Schuhweite G entspricht. Bei Personen im Alter über 50 Jahre hatten 73 % (Männer) bzw. 61 % (Frauen) breitere Füße als sie der Schuhweite G entsprechen. Die Diabetespatienten hatten zu 82 % (Männer) bzw. 78 % (Frauen) breitere Füße als Schuhweite G; nur 18 % (Männer) bzw. 22 % (Frauen) hatten geringere Fußbreiten, entsprechend den Schuhweiten A–G [11]. Bestätigt werden die vorgelegten Befunde außerdem durch aktuelle Untersuchungen an über 800 Diabetespatienten mit und ohne Polyneuropathie in Indien [28]: auch die Füße dieser Patienten waren in mehr als 80 % der Fälle breiter als Schuhe der Weite G.

In einer 1977 durchgeführten Untersuchung an 500 000 männlichen Bundeswehrangehörigen im Durchschnittsalter von 26 Jahren zeigte sich, dass nur ca. 35 % der Füße der Weite G entsprachen; 24 % der Füße waren schmaler, und 40 % breiter. Als Konsequenz aus dieser Untersuchung werden seither Militärstiefel in mehreren Weiten zur Verfügung gestellt [9].

1998 wurde eine Studie mit 514 Teilnehmern veröffentlicht, die sog. Weißenfelser Fußmessungen [24]. Die Ergebnisse erlaubten die Schlussfolgerung, dass mit nur einer im Handel angebotenen Schuhweite eine passgerechte Versorgung bei nur ca. 30 % der Bevölkerung erreicht werden kann, bei zwei Weiten im Angebot werden 65 % erreicht, und bei drei Weiten im Angebot könnten 80 % der Kunden mit passenden Schuhen versorgt werden [24, 30].

Den vorliegenden Studien-Ergebnissen zufolge gibt es keine nennenswerten Unterschiede in den Fußmaßen (geordnet nach Schuhgrößen) zwischen Männern und Frauen sowie zwischen Diabetespatienten und Kontrollpersonen. Die Ergebnisse bestätigen die Abhängigkeit der Fußbreite (Schuhweite) von der Fußlänge bzw. Schuhgröße [1, 10]. Doch diese Korrelation ist nur sehr schwach; die enorme interindividuelle Varianz legt aber den Schluss nahe, dass nach mathematischen Formeln festgelegte Schuh-Längen zu -Breiten-Relationen, wie sie jetzt bei den Standard-Leisten in der Industrie Gang und Gäbe sind, mit der Wirklichkeit der Fußformen älterer Menschen nichts gemein haben. Die Fußbreiten variieren in jeder der festgestellten Schuhgrößen zwischen den Individuen um +/− 10–12 mm, d. h. um mindestens 3 Schuh-Weiten-Differenzen. In jeder Schuhgröße müssten demnach mindestens 3 [24], wenn nicht 5 verschiedene Schuhweiten am Markt angeboten werden, damit die ältere Generation der 50 bis 85-Jährigen (die nach dem Jahr 2020 zahlenmäßig häufiger vertreten sein wird als die Generation der 15 bis 49-Jährigen) in Länge und Weite passendes Schuhwerk finden kann. Ohne Schuhe in größeren Weiten kaufen zu können, sind diese Personen darauf angewiesen, Schuhe zu tragen, die mindestens 2 Größen größer sind als ihre Füße lang [4, 17]: dann haben sie zwar die für ihre Füße erforderliche Schuhweite (Brandsohlenbreite), die Schuhe sind aber 1.2 cm länger als die Füße [17]. Von dieser Option wird zwar von berufstätigen Industriearbeitern Gebrauch gemacht [10], aber nicht von den relativ alten Menschen dieser Studie- sie kaufen sich lieber zu schmale als zu lange Schuhe, wie die Übereinstimmung ihrer aktuell benutzen Schuhgrößen und der gemessenen Fußlängen zeigt. Neuerdings werden endlich geeignete modische Schuhe in größeren Weiten (Weite K, I) von der Schuhindustrie angeboten (z. B. Firma Ganter, Modell Sensitiv®).

Die festgestellten statistischen Beziehungen zwischen Körpergröße, Gewicht, Fußlänge und Fußbreite bestätigen frühere Untersuchungen [10]. Sie mögen zwar von anthropologischem Interesse sein, haben aber keinen direkten Einfluss auf die Dimensionierung von Industrie-Leisten zur industriellen Schuhproduktion. In der vorliegenden Untersuchung waren nennenswerte Unterschiede in den Fuß-Maßen (geordnet nach Schuhgrößen) zwischen Männern und Frauen nicht nachweisbar gewesen, weder bei den Diabetes-Patienten noch bei den Kontrollpersonen. Im Unterschied dazu hatten andere Autoren in einer früheren Studie an jüngeren gesunden Personen geringfügige geschlechtsspezifische Unterschiede bei den Fußmaßen des Längsgewölbes und der Großzehen gefunden [31].

Fazit für die Praxis

Die Füße von älteren Menschen sind breiter als das meiste handelsübliche Schuhwerk. Enge, unpassende Schuhe sind besonders gefährlich für die Füße von Diabetikern mit Polyneuropathie, denn ihnen fehlt die Schmerzempfindung und sie merken nicht, wie Schuhe ihre Füße verletzen. Seit Bekanntwerden der vorliegenden Vermessungs-Ergebnisse 2002 [6] wurden formgerechte, breitere Schuhe (in größeren Weiten), bei denen auf die herkömmliche harte Vorderkappe verzichtet wird, für die ältere Generation auf den Markt gebracht (z. B. Firma Ganter, Modell Sensitiv®; Firma Finn Comfort, Modell Prophylaxe®, siehe Abb. 2.13). Die vielen Diabetiker mit Polyneuropathie, die noch kein Fußgeschwür hatten, können damit vermutlich gut vor erstmaligen Fußbeschädigungen bewahrt werden (Studien zum Beweis dieser Hypothese gibt es leider noch nicht). Dagegen benötigen Diabetes-Patienten, die bereits einmal ein Geschwür am Fuß hatten, krankheitsgerechtes Spezial-Schuhwerk mit wissenschaftlich nachgewiesener medizinischer Eignung, das als Hilfsmittel vom Arzt verordnet und von der Krankenkasse bezahlt werden muss (siehe Kapitel 3).

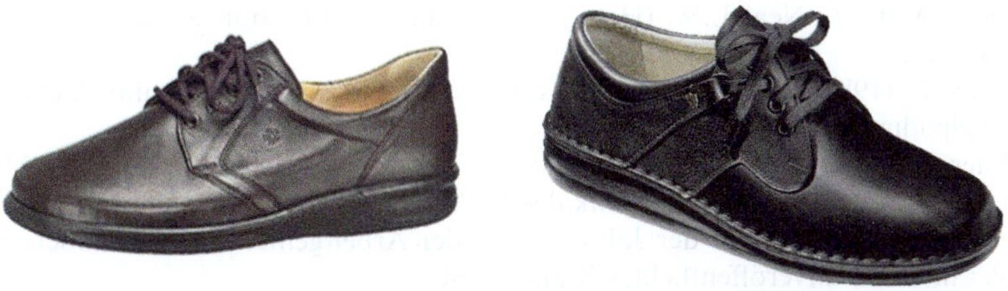

Abb. 2.13: Schuhe für Diabetiker mit Neuropathie, die noch nie ein Fußgeschwür hatten und die keine Fuß-Deformierungen aufweisen: größere Weite und weichere Schuhspitze ohne Vorderkappe (verglichen mit normalen Modeschuhen). Modell Prophylaxe® rechts, Modell Sensitiv® links.

Danksagung

Frau Susan Peintinger, staatlich geprüfte Technikerin der Schuhindustrie, Fa. ARA Schuhe Langenfeld, möchte ich für die fachliche Beratung meinen besonderen Dank aussprechen.

Literatur

[1] Anonym (1994) Neues aus dem PFI-Ergebnisse von Fußmessungen an Kindern. Schuh-Technik 88: 410–413

[2] Besching, A. (1990) Handbuch für die Schuhindustrie. 14. Auflage. Heidelberg, Dr. Alfred Hüthig Verlag.

[3] Breyer, N. (2001) „Soll dein Fuß sich frei entfalten – Nur an Urform THALY halten!" Orthopädieschuhtechnik Heft 9, S.61–67

[4] Burns S.L., Leese G.P., McMurdo, M.E.T. (2002) Older people and ill fitting shoes. Postgrad J Med 78: 344–346

[5] Chantelau, E. (1999) Zur Pathogenese der diabetischen Podopathie. Internist 40: 994–1001

[6] Chantelau, E., Gede, A. (2002) Foot dimensions of elderly people with and without diabetes mellitus – a data basis for shoe design. Gerontology 48: 242–244

[7] Diabetic foot international working group. (1999) Practical Guidelines on the management and the prevention of the diabetic Foot. Amsterdam

[8] Findeisen, W. (1966) Staffelung von Fußmaßen in Länge und Breite. Leder-Schuhe-Lederwaren (Leipzig) 1: 422–423

[9] Fischer, W., Mattil, K. (1986) Fußgerechte Schuhleisten für Schutzschuhe. Forschungsbericht 476 der Bundesanstalt für Arbeitsschutz und Unfallforschung Dortmund. Wirtschaftsverlag NW Bremerhaven

[10] Helbig, K., Jürgens, H.W., Pieper, U. (1981) Anthropometrische Grundlagen für Sicherheitsschuhwerk für Männer. Forschungsbericht 268 der Bundesanstalt für Arbeitsschutz und Unfallforschung Dortmund. Wirtschaftsverlag NW Bremerhaven

[11] Hlavacek, P., Stastna, P. (1999) Prophylaktische Schuhe für Diabetiker. Meßergebnisse einer Versuchsreihe. Schuh-Technik Heft 5–6, S.30–31

[12] Huston, V.L., Luo, G., Mason, C.P., Mussman, M., Gabarini, M., Beattie, A.C. (2006) Changes in male foot shape and size with weightbearing. J Am Podiatr Med Assoc 96: 330–343

[13] Janisse, D.J. (1992) The art and science of fitting shoes. Foot-Ankle 13: 257–262

[14] Larsen, K., Holstein, P., Deckert, T. (1989) Limb salvage in diabetics with foot ulcers. Prosthetics and Orthotics International 13: 100–103

[15] Lewin, M.E., O'Neal L.W. (Hrsg.) (1988) The diabetic foot. Mosby, St. Louis, USA, 4. Auflage.

[16] Maier, E. (1988) Studien zum Wachstum des Fußes und zum Schuhbedarf des Kindes. Sozialpädiatrie 10: 701–708

[17] Maier, E. (1989) Gesundheitsschädliche Kinderschuhe. Schuh-Technik 83: 725–729

[18] Maier, E. (1997) Zur Biomechanik des Fußes und zu den Anforderungen an die Schuhversorgung. Vortrag auf der Jahrestagung der Arbeitgemeinschaft „Diabetischer Fuß" 1997 in Trier, unveröffentlichtes Manuskript.

[19] O'Keefe, L. (1997) Schuhe. Könemann Verlagsgesellschaft mbH, Köln.

[20] Reddy, P.V., Vaid, M.A., Child, D.F. (1989) Diabetes and incorrectly fitting shoes. Practical Diabetes Internat 6: 16

[21] Reiber, G.E. (1994) Who is at risk of limb loss and what to do about it? J Rehabil Res Dev 31: 357–362

[22] Schlachter, A. (1981) Schuh, Leder und Schuhzubehör. Verlag H. Stam GmbH, Köln.

[23] Schreier, W. (1973) Schuhgestaltung unter dem Aspekt der Bewegungsfreiheit und des Kleidungsklimas. Leder-Schuhe-Lederwaren (Leipzig) 8: 427–430

[24] Schreier, W. (2005) Passgerechte Schuhversorgung muss Fußvielfalt berücksichtigen. Orthopädieschuhtechnik; Heft 9: S. 12–16

[25] Schröer, O. (1999) Wirkung der Schuh-Vorderkappe auf den interdigitalen Druck – Gefahr für den diabetischen Fuß. Med Orthop Tech 119: 58–61

[26] Tsung, B.Y., Zhang, M., Fan, Y.B., Boone, D.A. (2003) Qualitative comparison of plantar foot shapes under different weight-bearing conditions. J Rehabil Res Dev 40: 517–526
[27] Vass, L., Molnar, M. (1999) Herrenschuhe handgearbeitet. Könemann Verlagsgesellschaft mbH, Köln.
[28] Visvanathan, V., et al. (2003) Foot dimensions of Indian patients with type-2 diabetes mellitus – a data reference for shoe design (unveröffentlichtes Manuskript).
[29] Weißler, K. (2001) Gute Passform: Profilieren durch Service. Orthopädieschuhtechnik Heft 9: S. 69–70
[30] WMS – Das Maß-System für Kinderschuhe. (1990) Richtlinien des „Arbeitskreises Kinderschuhe" vom Dezember 1990. Unveröffentlicht. Hauptverband der Deutschen Schuhindustrie e.V.. Offenbach/Main.
[31] Wunderlich, R.E., Cavanagh, P.R. (2001) Gender differences in adult foot shape: implications for shoe design. Medicine and Science in Sports and Exercise 33: 605–611

3 Der industriell produzierte LucRo®-Spezialschuh zum Schutz vor Fußgeschwüren bei diabetischer Podopathie

Klaus Busch

3.1 Einleitung

Die diabetische Podopathie wird in ihrem Gefährdungspotenzial wesentlich vom Schuhwerk beeinflusst: ungeeignetes Schuhwerk verletzt den Fuß und erhöht somit das Amputationsrisiko bei Patienten mit Verlust der protektiven Schmerzempfindung. Geeignetes Schuhwerk kann die Füße schützen. In den USA besitzen Diabetiker mit einem Fußgeschwür in der Anamnese heutzutage sechs bis acht Paar handelsübliche, „normale" Schuhe im Preis von 42–56 US-Dollar pro Paar, wie Reiber et al. [19] festgestellt haben. Die Autoren fanden weiterhin, dass die von Frauen in 51 % der Tageszeit und Männer in 27 % der Tageszeit benutzten Schuhe außerordentlich gefährlich für ihre diabetische Podopathie waren [19]; vermutlich gehen die Patienten mit diabetischer Podopathie in Deutschland nicht anders mit ihren Schuhen um.

Mängel bei Passform und Funktionstauglichkeit (Unstimmigkeiten zwischen Fuß und Schuh) sowie das handelsübliche, „normale" Schuhdesign und -material sind ursächlich beteiligt an nahezu 80 % aller Fußläsionen, die Amputationen bei diabetischen Patienten vorausgehen [16]. Empirische Kriterien für die Herstellung von speziellem, schützendem, „diabetischem" Schuhwerk wurden bereits vor Jahren veröffentlicht [28]. Dennoch gibt es nur wenige Interventionsstudien zu „diabetischem" Schuhwerk; die Wirksamkeit bezüglich klinischer Endpunkte (z. B. die Prophylaxe von Fußulzeration) ist daher immer noch nicht hinreichend belegt [4]. Klinische Studien von „diabetischem" Schuhwerk sind unter Alltagsbedingungen bei ambulanten Patienten nur schwer machbar: manche Patienten lehnen dieses Schuhwerk aus kosmetischen Gründen ganz ab, andere tragen es nur zeitweilig [11, 25]. Die mangelnde Standardisierung „diabetischen" Schuhwerks, die ebenfalls fehlende Standardisierung der diabetischen Füße in Bezug auf Größe und Form [7], sowie die Auswahl der Patienten, die von solchem Schuhwerk profitieren könnten (alle oder nur bestimmte Patienten mit Diabetes mellitus?) sind andere Probleme bei der Durchführung von Interventionsstudien.

Hochrisikopatienten, die dadurch definiert sind, dass sie an einer Polyneuropathie (PNP) und/oder peripheren arteriellen Verschlusskrankheit (PAVK) leiden und anamnestisch bereits mindestens eine Fußläsion hatten, weisen eine sehr hohe spontane Geschwürsrezidivrate auf, die – ohne irgendwelche Präventivmaßnahmen – 58–100 % pro Jahr betragen kann [26, 30].

Patienten mit niedrigem Geschwürsrisiko, also solche mit PNP und/oder PAVK ohne frühere Fußläsion, weisen dagegen nur eine Geschwürsinzidenz von 2-7 %

pro Jahr auf [1, 15]. Die Inzidenz von Fußgeschwüren (bzw. -Rezidiven) kann durch protektives Schuhwerk gesenkt werden [4, 6, 13, 25], wobei diese Senkung bei hohem Geschwürsrisiko deutlicher ausfallen dürfte als bei niedrigem Risiko.

Einige Berichte schreiben manchen industriell produzierten „diabetischen" Spezialschuhen einen klinischen Nutzen zu, nicht immer jedoch auf methodologisch einwandfreier Grundlage [2, 22, 25, 30]. In Anbetracht der Tatsache, dass es bis heute keinen eindeutigen klinischen Beweis einer Wirksamkeit derartiger „diabetischer" Spezialschuhe gibt, übernehmen die Krankenkassen im Allgemeinen nicht die Kosten dafür. Aufgrund von Einzelfallentscheidungen erstatteten bis 2003 jedoch einige der ungefähr 500 verschiedenen örtlichen, regionalen und Betriebskrankenkassen auf Anfrage circa 170 EUR für jedes Paar industriell produzierter „diabetischer" Spezialschuhe – dies entspricht ungefähr 2/3 der Gesamtkosten. Da dieses Verhalten einiger Krankenkassen öffentlich nicht bekannt gegeben wurde, erschien die Haltung der Krankenkassen bezüglich der genannten Spezialschuhe willkürlich und unvorhersehbar.

Eine randomisierte, plazebokontrollierte Untersuchung bei Hochrisikopatienten mit Zustand nach Fußgeschwür ist ethisch sehr problematisch, nicht dagegen bei Patienten mit niedrigem Geschwürsrisiko. Allerdings ist nur bei Hochrisikopatienten mit einer relativ kleinen Stichprobe ein aussagefähiges Ergebnis zu erwarten, was für eine kontrollierte Studie gerade bei dieser Patientengruppe spricht. Die folgende kontrollierte Studie industriell produzierter, diabetischer Spezialschuhe wurde daher mit einer Kohorte von Krankenversicherten mit diabetischer Podopathie und hohem Risiko durchgeführt, die industriell produzierte „diabetische Spezialschuhe" zufällig erhielten oder nicht, je nachdem, ob ihre Krankenkassen zufällig dafür die Kosten übernahmen oder nicht. Studienendpunkt war das Fußgeschwürsrezidiv. Eine Kohorte von Patienten mit niedrigem Risiko wurde zum Vergleich in derselben Weise untersucht; auch ihnen hatten die Krankenkassen die Spezialschuhe in einigen Fällen vorenthalten. Studienendpunkt war das Auftreten eines erstmaligen Fußgeschwürs.

3.2 Studienplan, Patienten, Materialien und Methoden

3.2.1 Studienplan

Die Studie war eine prospektive Kohortenstudie auf der Grundlage von Patientendaten einer Diabetesschwerpunktpraxis. Untersucht wurden die klinischen Auswirkungen eines bestimmten industriell produzierten „diabetischen" Spezialschuhs der Marke LucRo®: zum einen wurden die Auswirkungen auf die Rezidivrate von Fußulzera bei Patienten mit abgeheilter, früherer Fußläsion (Gruppe A) untersucht, zum anderen wurden die Auswirkungen auf die Rate von Erst-Ulzera bei Patienten ohne frühere Fußläsion (Gruppe B) untersucht. Das örtliche Ethikkomitee erteilte sein Einverständnis.

3.2.2 Patienten

Die an der Studie beteiligten Patienten gehörten alle zu einer großen Diabetesschwerpunktpraxis zweier Internisten in Dortmund, die ungefähr 2000 Patienten mit Diabetes betreut. Die Patienten wurden im Hinblick auf folgende Kriterien aus dem Patientenregister der Praxis rekrutiert: Sie mussten Mitglied einer gesetzlichen oder privaten Krankenversicherung sein, Diabetes mit Komplikationen haben (ICD-10 Nr. 10.7 bzw. 11.7 (Typ-1 bzw. 2-Diabetes)). Die Patienten der Gruppe A mussten wegen eines Fußulkus behandelt worden sein (laut Abrechnung der Kassenärztlichen Vereinigung gemäß der Ziffern des Einheitlichen Bewertungsmaßstabs (EBM) 2002, 2004, 2020, 2021). Das Fußulkus musste vollständig durch Behandlung dieser Praxis ausgeheilt worden sein (siehe unten). Bei den Patienten der Gruppe B durften keine Leistungen der o. g. EBM-Ziffern 2002, 2004, 2020, 2021 abgerechnet worden sein.

Bei allen Patienten (Gruppe A und Gruppe B) musste eine Podopathie nachgewiesen worden sein, entweder mit Polyneuropathie (PNP), oder mit peripherer arterieller Verschlusskrankheit (PAVK), oder mit PNP plus PAVK. Patienten mit aktivem Fußgeschwür, mit erheblichen Fußdeformitäten oder Einschränkungen in der Beweglichkeit der Fußgelenke waren von der Studie ausgeschlossen. Eine bestimmte Marke konfektionierten Spezialschuhwerks (siehe unten) musste binnen vier Wochen nach der Abheilung des Ulkus zwischen Juni 1998 und Juni 2001 verschrieben wor-

Tab. 3.1: Gruppe A: Hochrisikopatienten mit früherem Fußgeschwür.

	Diabetes-Spezialschuh (DSS)		p-Wert
	verweigert*	erhalten*	
Patienten mit DSS Verordnung, n	32	60	–
Geschlecht (m/w), n	18/14	31/29	n. s.
Alter, Jahre	64 (SD 14)	61 (SD 12)	n. s.
Diabetesdauer, Jahre	14 (SD 11)	12 (SD 10)	n. s.
Verlaufsbeobachtung, Monate §	11 (SD 9)	19 (SD 7)	< 0,05
HbA_{1C}-Wert, % des Gesamthämoglobin	7,7 (SD 1,1)	8,1 (SD 1,6)	n. s.
Patienten mit			
– Typ-1 Diabetes, n (%)	3 (9 %)	5 (8 %)	n. s.
– Typ-2 Diabetes, n (%)	29 (91 %)	55 (92 %)	n. s.
– PNP, n (%)	29 (91 %)	58 (97 %)	n. s.
– PAVK, n (%)	8 (25 %)	15 (25 %)	n. s.
– 2 bis 3 Paaren LucRo® Schuhen, n (%)	0 (0 %)	57 (95 %)	< 0,001
– Geschwürs-Rezidiv, n (%)	25 (78 %)	12 (20 %)	< 0,001
Praxis-Besuche pro Patient und Monat, n	1,1 (SD 0,7)	0,7 (SD 0,5)	n. s.
Podologische Behandlungen, pro Patient und Monat, n	0,5 (SD 0,4)	0,4 (SD 0,5)	n. s.
verstorbene Patienten, n (%)	1 (3 %)	4 (7 %)	n. s.

* aufgrund Verweigerung oder Gewährung der Kostenübernahme durch die Krankenkassen. Mittelwerte (mit SD = Standardabweichung), oder Anzahl (n) bzw. Prozent (%), wie angegeben. n. s. = nicht signifikant. PNP = Polyneuropathie; PAVK = periphere arterielle Verschlusskrankheit; DSS = Diabetes-Spezialschuhe LucRo®; § bis zum Geschwürs-Rezidiv, Tod, oder Ende der Studiendauer.

Tab. 3.2: Gruppe B: Niedrigrisikopatienten ohne früheres Fußgeschwür.

	Diabetes-Spezialschuh (DSS)		p-Wert
	verweigert*	erhalten*	
Patienten mit DSS Verordnung, n	7	25	–
Geschlecht (m/w), n	1/6	10/15	n. s.
Alter, Jahre	65 (SD 10)	63 (SD 9)	n. s.
Diabetesdauer, Jahre	19 (SD 8)	12 (SD 6)	n. s.
Verlaufsbeobachtung, Monate §	21 (SD 2)	23 (SD 2)	n. s.
Patienten mit			
– Typ-1 Diabetes, n (%)	0 (0%)	2 (8%)	n. s.
– Typ-2 Diabetes, n (%)	7 (100%)	23 (92%)	n. s.
– PNP, n (%)	7 (100%)	24 (96%)	n. s.
– PAVK, n (%)	1 (14%)	6 (24%)	n. s.
– 2 bis 3 Paaren LucRo® Schuhen, n (%)	0 (0%)	24 (96%)	<0,001
Geschwürs-Rate, n (%)	0 (0%)	0 (0%)	n. s.
Praxis-Besuche pro Patient und Monat, n	0,7 (SD 0,5)	0,8 (SD 0,7)	n. s.
Podologische Behandlungen, pro Patient und Monat, n	0,6 (SD 0,5)	0,5 (SD 0,5)	n. s.
Verstorbene Patienten, n (%)	0 (0%)	1 (4%)	n. s.

* aufgrund Verweigerung oder Gewährung der Kostenübernahme durch die Krankenkassen. Mittelwerte (mit SD = Standardabweichung), oder Anzahl (n) bzw. Prozent (%), wie angegeben. n.s. = nicht signifikant. PNP = Polyneuropathie; PAVK = periphere arterielle Verschlusskrankheit; DSS = Diabetes-Spezialschuhe LucRo®; § bis zum Tod oder Ende der Studiendauer.

den sein (Gruppe A). Die Patienten der Gruppe B erhielten die Verschreibung der Spezialschuhe bei Diagnosestellung der Podopathie. Alle rekrutierten Patienten mussten bis zum Ende der Studie am 31. 12. 2001 zur Weiterbehandlung in der Praxis geblieben sein.

Insgesamt 92 Patienten erfüllten die Rekrutierungs-Kriterien der Gruppe A; ihre klinischen Charakteristika sind in Tabelle 3.1 aufgeführt.

Insgesamt 32 Patienten entsprachen den Rekrutierungskriterien der Gruppe B, ihre klinischen Charakteristika sind in Tabelle 3.2 aufgeführt.

3.2.3 Definitionen, diagnostische Kriterien

Polyneuropathie: wurde diagnostiziert unter Verwendung der Rydel-Seiffer-Stimmgabel [3]; ein Vibrationsempfinden von < 5/8 am Kopf des ersten Metatarsalknochens galt als Indiz für PNP.

Periphere arterielle Verschlusskrankheit (PAVK): wurde mittels 8 MHz Doppler-Ultraschall diagnostiziert; ein Knöchel/Arm-Index von < 1,0 oder ein pathologisches Strömungsprofil mit Hinweis auf Kollateralkreislauf galten als Indiz für PAVK.

Fußgeschwür (Fußulkus): wurde definiert als ein Defekt, der die Hautschichten teilweise oder vollständig penetrierte (Wagner-Stadium 1-2), mit oder ohne Entzündung. Die Abheilung eines Ulkus wurde definiert als vollständiger Verschluss des Defekts mit bleibender, belastbarer Haut, und Beendigung der Wundbehandlung.

„Diabetische" Spezialschuhe: Allen Patienten der Studie wurde dieselbe Marke industriell gefertigter Diabetes-Spezialschuhe verschrieben (LucRo®, Schein Orthopädie Service KG, Remscheid/Deutschland), die, obgleich es für Frauen und Männer verschiedene Modelle und Farben gab, im Wesentlichen dasselbe Design hatten. Besondere Merkmale der LucRo®-Schuhe waren folgende: drei verschiedene Weiten (schmal, mittel, weit); starre Laufsohle aus EVA und Gummi (Softgummi®) mit Ballenrolle; sehr weiches, dreischichtiges Obermaterial (von innen nach außen: Stoff, Schaumgummi, Leder) ohne jegliche Zehenkappe; eine stoßdämpfende, konfektionierte, unangeformte Innensohle bestehend aus drei Komponenten (hinterer Teil 6 mm Lunasoft®, 42°-Shore A Härte, vorderer Teil 6 mm Lunaflex®, 20°-Shore A Härte, mit 3 mm dickem PPT überzogen, 17°-Shore A Härte). Die Schuhspitze war eher rechteckig geformt (Abb. 3.1) und entsprach somit sinnvollerweise den Dimensionen der Füße älterer Menschen [7] sowie dem Brandsohlenumriss, den Helbig et al. auf der Basis anthropometrischer Messungen bei Gesunden entwickelten hatten [10]. Abbildung 3.2 zeigt einen solchen Spezialschuh (Version für Frauen) im Foto.

Die weiche Beschaffenheit des Obermaterials – welches sich leicht verformen lässt, siehe Abb. 3.2 – ist unabdingbar zur Vermeidung einer Druckbelastung an den Zehen. Die Ballenrolle vermindert und verteilt den plantaren Druck unter den Metatarsalköpfchen, und verlängert die schmerzfreie Gehstrecke bei PAVK [21]. Die Innensohle polstert die Fußsohle im Vorfußbereich (wo die Druckbelastung beim Gehen am größten ist). Diese Konstruktionsmerkmale [4] wurden von Tovey [28] auf empirischer Grundlage empfohlen. Der LucRo®-Schuh wurde aufgrund von Erfahrungen mit früheren deutschen Diabetes-Spezialschuhen [2, 6, 25] entwickelt und 1998 auf

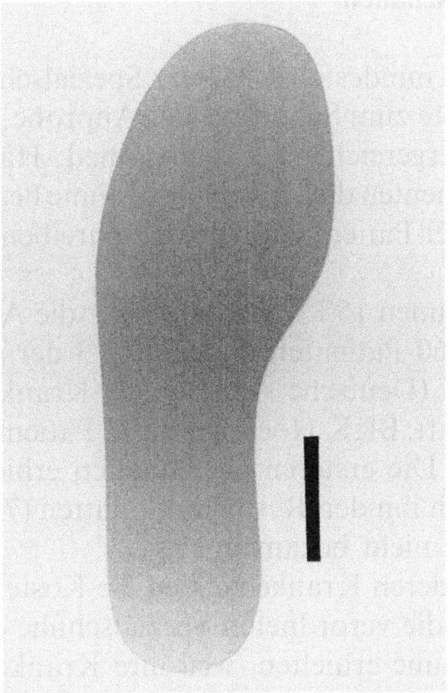

Abb. 3.1: Brandsohlenumriss des diabetischen Spezialschuhs LucRo®. Größe 39, französisches System. Der Balken entspricht 5 cm.

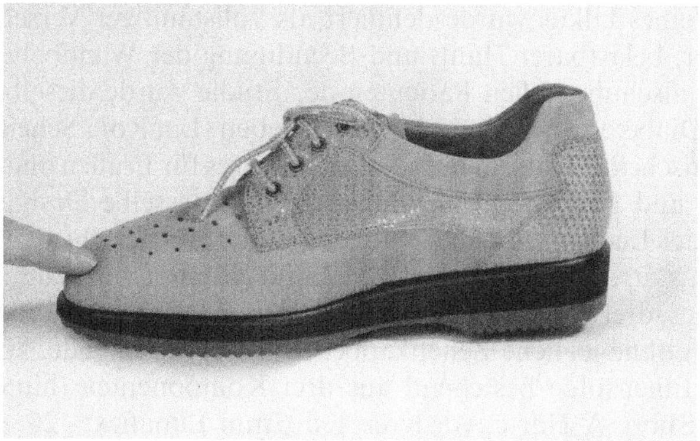

Abb. 3.2: Der LucRo®-Schuh in einer Version für Frauen. Das Obermaterial ist leicht verformbar.

den Markt gebracht; er stellt die verbesserte dritte Generation derartiger Schuhe in Deutschland dar. Der LucRo®-Schuh ist als Medizinprodukt der Klasse 1 registriert, gemäß den Richtlinien der Europäischen Gemeinschaft 93/42 EC.

Im Unterschied zu diesem Spezialschuh haben normale Modeschuhe (z. B. im Oxford-Stil, oder auch sogenannte Bequemschuhe) meist nur eine einzige Weite und sind für die meisten diabetischen Füße zu schmal [7]; sie haben eine (harte) Zehenkappe und harte Innensohlen [4, 19].

3.2.4 Zuteilung von „diabetischen" Spezialschuhen

Allen 124 Patienten beider Gruppen wurde mindestens ein Paar Spezialschuhe verschrieben, vorausgesetzt, die Fußform passte zum Schuh bei der Anprobe. Die Rezepte wurde an einen Einzelhändler weitergereicht (Fa. Innova-med, Haan), der dann per Brief bei der Krankenkasse der Patienten die Kostenübernahme beantragte. In allen Fällen erhielt sowohl er als auch der Patient ein Antwortschreiben von der Krankenkasse.

Bei den Patienten der Gruppe A übernahmen 15 Kassen (darunter die AOK und verschiedene Betriebskrankenkassen) von 60 Patienten ungefähr 2/3 der Gesamtkosten von ca. 250 EUR, und vier Kassen (Deutsche Angestellten Krankenkasse, Techniker Krankenkasse, Bundesknappschaft, BKK Hoesch) von 32 Patienten lehnten die Kostenübernahme kategorisch ab. Die ersteren 60 Patienten erhielten die Spezialschuhe vom Händler, nachdem sie an ihn den Rest gezahlt hatten (74 EUR), während die letzteren 32 die Spezialschuhe nicht bekamen.

In der Gruppe B waren es 25 Patienten, deren Krankenkassen die Kosten für die Spezialschuhe übernahmen, und die somit die verordneten Spezialschuhe erhelten, und sieben Patienten, die keine Spezialschuhe erhielten, weil ihre Krankenkassen die Kostenübernahme verweigerten. Die Auslieferung der Schuhe an die Patienten wurde durch Datenabgleich zwischen Händler und Praxis bestätigt; die Passform wurde im Einzelfall in der Praxis kontrolliert.

Wenn die Patienten mit dem ersten Paar Spezialschuhe zufrieden waren, wurden weitere ein bis zwei Paare verschrieben, wobei die Kostenübernahme durch die Krankenkassen erfolgte wie zuvor.

3.2.5 Statistik

Die Daten wurden mittels Kaplan-Meier-Überlebenskurven, Log-Rank-Test, Kruskal-Wallis-Test und Chi-Quadrat-Test analysiert. Mittelwerte wurden dargestellt mit Standardabweichungen; gegebenenfalls wurden 95% Vertrauensbereiche berechnet. Ein p-Wert $<0{,}05$ wurde als Signifikanzniveau festgelegt.

3.3 Ergebnisse

Gruppe A: Die Patienten wurden vom Datum der Verschreibung der Spezialschuhe an bis zum erneuten Auftreten eines Ulkus bzw. bis zum Ende der Studie am 31. 12. 2001 bis zu 42 Monate lang beobachtet. Währenddessen starben fünf Patienten – ein Patient mit, und vier Patienten ohne neue Ulzera. Die Todesursachen (Herzinfarkt, Suizid, Krebs) standen nicht in Zusammenhang mit der diabetischen Podopathie. Die Patienten unterschieden sich hinsichtlich der Geschwürsrezidivrate – je nachdem, ob sie Spezialschuhe bekommen hatten oder nicht; ansonsten waren die klinischen Charakteristika der Patienten ähnlich (Tab. 3.1). Die 32 Patienten ohne Spezialschuhe wurden bis zum erneuten Auftreten eines Ulkus bzw. bis zum Ende der Studie bis zu 30 Monate lang beobachtet. Im ersten Jahr erlitten 19 der 32 Patienten (60% (95% Vertrauensbereich 43–77%)) ein Geschwürsrezidiv, und weitere sechs Patienten in der restlichen Zeit. Die 60 Patienten mit Spezialschuhen wurden bis zum erneuten Auftreten eines Ulkus bzw. bis zum Ende der Studie bis zu

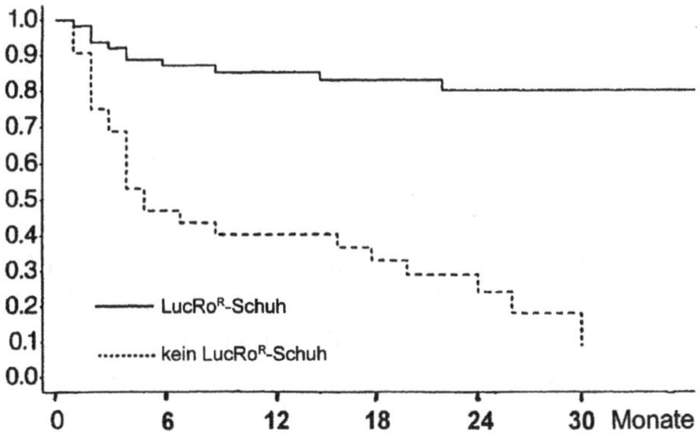

Patienten	0	6	12	18	24	30
mit LucRo^R-Schuhen	60	51	42	33	25	3
ohne LucRo^R-Schuhe	32	15	12	9	5	1

Abb. 3.3: Gruppe A Hochrisikopatienten mit früherem Fußgeschwür. Anteil der Patienten ohne Geschwürs-Rezidiv (event-free patients) im zeitlichen Verlauf nach Kaplan-Meier. Log-Rank-Test $p < 0{,}0001$.

42 Monate lang beobachtet. Im ersten Jahr erlitten neun der 60 Patienten (15% (95% Vertrauensbereich 6–24%) ein Geschwürsrezidiv, und weitere drei in der restlichen Zeit ($p < 0.001$ gegenüber den Patienten ohne Spezialschuhe). Die absolute Risikoreduktion durch die Spezialschuh-Anwendung betrug im ersten Jahr 45% (95% Vertrauensbereich 26–64%), und die Anzahl der zu Behandelnden („number needed to treat") lag bei 2,2 Patienten pro Jahr zur Vorbeugung eines Geschwürs-Rezidivs. Abbildung 3.3 zeigt den Patientenanteil ohne Fußulkus im zeitlichen Verlauf.

Gruppe B: Die Patienten wurden vom Datum der Verschreibung der Spezialschuhe an bis zum erneuten Auftreten eines Ulkus bzw. bis zum Ende der Studie am 31. 12. 2001 bis zu 36 Monate lang beobachtet. Währenddessen starb 1 Patient (an einem Herzinfarkt). Die Patienten unterschieden sich klinisch nicht signifikant – ob sie nun die Spezialschuhe erhalten hatten oder nicht (Tab. 3.2). Von den 7 Patienten ohne Spezialschuhe sowie den 25 Patienten mit Spezialschuhen erlitt keiner ein Fußgeschwür im Studienzeitraum.

3.4 Kommentar

Die vorliegende Studie ist die größte kontrollierte Untersuchung von Diabetes-Spezialschuhen in Deutschland, wobei die Studienpatienten in den Kontrollgruppen weiterhin ihr selbstgewähltes, nicht schützendes, normales Schuhwerk tragen mussten, weil – zufällig – ihre Krankenkassen die Kosten für Diabetes-Spezialschuhe nicht übernahmen. Die Ergebnisse bestätigen, dass konfektionierte „diabetische" Spezialschuhe in besonderer Ausführung die Rezidivrate diabetischer Fußulzerationen bei Hochrisikopatienten mit diabetischer Podopathie (Gruppe A) signifikant verringern. Die Spezialschuhmarke, die in der Studie zur Anwendung kam, LucRo®, war demnach bei Hochrisikopatienten ähnlich wirksam wie eine frühere, nicht mehr auf dem Markt befindliche Marke, Podiabetes® [30]. Bei Patienten mit diabetischer Podopathie und geringerem Risiko, d. h. bei Patienten ohne früheres Fußgeschwür (Gruppe B), war eine protektive Wirksamkeit des Spezialschuhs in der relativ kleinen Stichprobe nicht nachzuweisen – nach der Literatur [15] hätte bei ca. 2% der Patienten pro Jahr in der Gruppe B ein Geschwür erwartet werden können (also insgesamt etwa 1 Geschwür bei den 32 Patienten innerhalb der Untersuchungszeitraums von 21 Monaten!).

Die vorliegenden Befunde sind vereinbar mit den Ergebnissen einer kürzlich veröffentlichten, großangelegten US-amerikanische Studie an 168 Patienten mit geringem Geschwürsrisiko und 232 Patienten mit hohem Risiko [18]. Nur bei den Hochrisikopatienten war die Rate von Fußgeschwüren bedingt durch falsches Schuhwerk deutlich geringer bei Verwendung von speziellem Schuhwerk (9 von 47 Ulzera), verglichen mit normalem Schuhwerk (19 von 37 Ulzera); siehe [5, 18]. Bei Patienten mit geringerem Geschwürsrisiko, insbesondere Patienten mit Polyneuropathie, die noch nie eine Fußläsion hatten, war auch in früheren Studien mit anderen Fabrikaten konfektionierter „diabetischer" Spezialschuhe keine signifikante Reduktion von Fußulkusraten durch die Verwendung dieser Schuhe nachweisbar gewesen [29, 32].

Die Prophylaxe von Geschwürsrezidiven u. a. mittels LucRo® Schuhen ist höchst kosteneffizient, da ein Fußgeschwür die Behandlungskosten pro Diabetes-Patient um 10 000 bis 16 000 US-Dollar erhöht [15], während die Kosten für drei Paar Diabetes-Spezialschuhe in unserer Studie ungefähr 700 US-Dollar betrugen. Rangnarson-Tennvall et al. haben errechnet, dass bei Hochrisikopatienten ein umfassendes Prophylaxeprogramm mit regelmäßiger podologischer Nagel- und Schwielenbehandlung und Diabetes-Spezialschuhe kosteneffizient ist, wenn es die Fußulkusinzidenz um mindestens 25% verringert [14] – bei den Hochrisikopatienten in der vorliegenden Studie verringerte der LucRo® Schuh die Ulkusinzidenz um 45%.

Die Patienten, die mindestens 1 Paar LucRo® Schuhe bekommen hatten, waren anscheinend damit sehr zufrieden denn 95% von ihnen beantragten ein zweites und drittes Paar. Diese Zufriedenheit dürfte zu einer hohen Compliance-Rate bezüglich der Anwendung des LucRo®-Schuhs beigetragen haben. Die besten protektiven Spezialschuhe müssen wirkungslos bleiben, wenn sie nicht mindestens 8 Stunden am Tag getragen werden [5, 6], wie Studien gezeigt haben. Die Effektivität von protektivem „diabetischem" Schuhwerk hängt unter anderem direkt von der Tragedauer ab [6, 25], d. h. von der „Compliance". Die vorliegende Studie hat jedoch die Tragedauer der Diabetes-Spezialschuhe nicht gesondert untersucht. Was die Fußpflege angeht, wurde allen Patienten eine podologische Behandlung (Nagelpflege und Entfernung von Schwielen) durch das Praxispersonal angeboten. Dabei blieb es jedoch den Patienten überlassen, wie oft sie dieses Angebot annahmen und in dieser Hinsicht „compliant" waren. In der Studie erfolgten die podologische Behandlung, und die Praxisbesuche insgesamt, mit gleicher Häufigkeit (Compliance) in allen Gruppen (Tab. 3.1 und 3.2).

„Seit jeher wurde dem Schuhwerk von der ärztlichen Profession nie viel Beachtung geschenkt; viele Ärzte erkennen daher nicht, wie sehr das Verschreiben bequemer Schuhe das Leben ihrer Patienten verändern kann" [33]. Klinische Untersuchungen von Schuhwerk können für die Studienleiter extrem mühselig sein, zumal relevante Ergebnisse oft erst nach längerer Anwendungsdauer zu erzielen sind [17]. Unter Umständen zeigt sich den Forschern überhaupt keinen nennenswerter Effekt [8], oder das zu untersuchende Schuhwerk beeinflusst das Compliance-Verhalten des Patienten negativ [34]. Daher verlegten sich viele Autoren auf eine formale Bewertung [12] oder auf die Bewertung von Surrogatparametern, wie z. B. die Druckreduktion an der Fußsohle [4, 8, 20]. Ihre Befunde waren jedoch teilweise widersprüchlich [4, 20, 33], und so gab es weiterhin kontroverse Auffassungen zu bestimmten Fragen der Schuhversorgung von Diabetikern [31]. Bei der Beurteilung eines möglichen Nutzens von protektivem Schuhwerk für Risikopatienten ist daher Vorsicht geboten. Der klinische Nachweis der Effektivität anhand von harten Endpunkten, wie z. B. der Verhütung von Fußläsionen, bleibt der Goldstandard für die Beurteilung „diabetischen" Schuhwerks. Dies gilt nicht nur für Diabetes-Spezialschuhe, sondern auch für orthopädische Maßschuhe [6], die unseres Wissens noch nie ernsthaft in kontrollierten Studien untersucht wurden.

Da die Diabetes-Spezialschuhe bis 2004 noch nicht ins Hilfsmittelverzeichnis aufgenommen wurden, hatten die Krankenkassen das Recht, jegliche Zahlungen zu verweigern. Sie hatten aber auch das Recht, im Rahmen von Einzelfallentscheidungen großzügigerweise einen Teil (im vorliegenden Fall des LucRo®-Schuhs etwa 2/3) der Kosten zu erstatten. Die Verweigerung der Kostenübernahme hatte allerdings stets zur Folge, dass die Patienten die ärztlich verordneten Diabetes-Spezialschuhe nicht erhalten. Diese Situation der „zufälligen" Zuteilung bzw. Verweigerung von Diabetes-Spezialschuhen durch die Krankenkassen schuf die einmalige Studienbedingung, in der auf eine aus ethischen Gründen unmögliche Randomisierung verzichtet werden konnte, und doch „zufällig" gebildete Kontroll- und Interventionsgruppen untersucht werden konnten. Diese Situation birgt kaum Potenzial für eine Beeinträchtigung der Studie durch „bias" [9, 27]. Die Verwendung von Daten auf Krankenkassen-Basis – wie in der vorliegenden Studie – ist im internationalen Schrifttum nicht ungewöhnlich, und wird zunehmend für Analysen akzeptiert [23, 24].

Zusammenfassend weisen die vorliegenden Ergebnisse nach, dass der Diabetes-Spezialschuh Marke LucRo® bei diabetischen Hochrisikopatienten mit einer Polyneuropathie und/oder peripherer arterieller Verschlusskrankheit die Rate an Geschwürsrezidiven im ersten Jahr um 45% verringert; bei Patienten mit niedrigem Geschwürsrisiko konnte dieser Nutzen nicht erwiesen werden. Allerdings war die Patientenpopulation mit niedrigem Geschwürsrisiko in der vorgelegten Studie für statistische Auswertungen zu klein und daher nicht aussagefähig. Aufgrund dessen kann als gesichert gelten, dass Patienten mit hohem Risiko für Fußgeschwüre (bzw. Geschwürsrezidive) Diabetes- Spezialschuhe der Marke LucRo® zu ihrer Behandlung benötigen. Bei diesen Patienten sollten zukünftige Untersuchungen „diabetischer" Schuhe – wegen des erwiesenen Vorteils des LucRo® Schuhs – daher nicht länger als „Plazebo"-kontrollierte Studien, sondern vielmehr als Vergleichsstudien durchgeführt werden [23, 24], z. B. mit einem LucRo®-Schuh als Referenz. Bei Patienten mit niedrigem Geschwürsrisiko sind aussagefähige Vergleichsstudien des LucRo® Schuhs mit standardisierten Modeschuhen als Referenz erforderlich, bevor eine Aussage zum potenziellen Nutzen des LucRo®-Schuhs auch bei dieser Patientengruppe getroffen werden kann.

Anmerkung des Herausgebers

Gegenüber 2004, dem Jahr der Erstauflage dieses Buches, hat sich eine wichtige Änderung ergeben: der LucRo®-Spezialschuh für Diabetiker wurde auf Grund eines am 12. 7. 2008 vor dem Landessozialgericht Nordrhein-Westfalen geschlossenen Vergleichs in das Hilfsmittelverzeichnis Produktgruppe 31 (Schuhe) unter der Positionsnummer 31.03.08.0001 aufgenommen (*Bundesanzeiger* Nr. 129 vom 27. 8. 2008).

Folgende Konstruktionsmerkmale dieses Hilfsmittels wurden im *Bundesanzeiger* Nr. 129 angegeben: „Geschlossene Spezialschuhe für Diabetiker in unterschiedlichen Ausführungen mit Klettverschlüssen oder Schnürung aus Leder, mit Innenfutter, Größen 34–50 und verschiedenen Weiten je nach Schuhmodell, rutschsichere Sohle, versteiftes Schuhgelenk, keine Vorderkappe, nahtfreie Futter, verlängerte Fersenkappe, Laschen und Schaftrand gepolstert, größere Innenraumhöhe."

Im September 2009 wurden weitere Fabikate in die PG 31 aufgenommen: die Modelle der Firma Thanner GmbH „Grandessa", „Classic" und „DIA-Lady" (Positionsnummern 31.03.08.0002-4) und die Modella „Sanova" der Firma Panther-Schuh GmbH, (Pos. Nr. 31.03.08.0005-7). Die Konstruktionsmerkmale dieser Schuhe liegen lt. *Bundesanzeiger* Nr. 146 vom 30. 9. 09 deutlich unter dem Standard, der mit dem LucRo® Schuh gesetzt wurde (s. o.): „Spezialschuhe für Diabetiker, in unterschiedlichen Ausführungen mit Klettverschlüssen, Schnallen und Gurten oder Schnürung, mit Innen-Futter, in den Größen 43–47 und verschiedenen weiten, je nach Schuhmodell“ (Grandessa, Classic, DIA-Lady). „Spezialschuhe für Diabetiker“ in unterschiedlichen Ausführungen mit Klettverschlüssen, Schnallen und Gurten oder Schnürung, aus Leder oder textilen Materialien, mit Innenfutter...“ (Sanova) (www.gkv-Spitzenverband.de/upload/Neuaufnahme/Hilfsmittelverzeichnis/9275.pdf).

Als Verwendungszweck wurde bestimmt: „Diabetische Polyneuropathie mit ausgeprägter Neuropathie (Sensibilitätsverlust) und ausgeprägter Angiopathie (Durchblutungsstörungen), verbunden mit bereits vorhandenen oder abgeheilten Ulzera und/oder sonstigen mechanischen Irritationen, die zu regionalen Druckspitzen führen. Ein orthopädischer Maßschuh ist wegen physiologischer Fußform noch nicht notwendig“ (*Bundesanzeiger* Nr. 129 bzw. Nr. 146). Diese Bestimmung ist in einem Punkt grob fehlerhaft, ja fahrlässig: bei vorhandenen Fuß-Ulzera düfen solche Spezialschuhe nicht getragen werden, auch keine anderen orthopädischen und sonstigen Schuhe (ausgenommen Interims-Therapieschuhe zur Ulkustherapie)! Die Indikation für Diabetes-Spezialschuhe ist die Vermeidung von Geschwürs-Rückfällen (Rezidiv-Prophylaxe). Bei vorhandenen Geschwüren/Ulzera sind jegliche Schuhe (mit Ausnahme von Interims-Therapieschuhen) grundsätzlich ungeeignet. Erst nachdem Fuß-Ulzera zur kompletten Abheilung gebracht worden sind, dürfen wieder Schuhe getragen werden.

Nur der LucRo®-Schuh (Pos. Nr. 31.03.08.0001) und das Modell „Classic®“ (Pos. Nr. 31.03.08.0003) sind jemals wissenschaftlich geprüft und für medizinisch geeignet erachtet worden, und zwar zur Rezidiv-Prophylaxe bei Patienten mit abgeheiltem Fußgeschwür. Alle anderen Fabrikate sind nicht geprüft worden, ihre medizinische Eignung ist unbekannt. Weitere Fabrikate sind auf dem Markt, die Diabetikerfüßen angeblich gut tun sollen – bei einigen von ihnen muss die Eignung für Patienten mit diabetischem Fuß-Syndrom grundsätzlich bezweifelt werden (z. B. die Modelle FinnOrtho® der Firma Finn Comfort, und Aktiv Vario Sensitiv® der Firma Ganter).

Die gesetzlichen Krankenkassen müssen die Kosten (Nettopreis 95–126 € pro Paar) für die in der PG 31 registrierten Spezialschuhe übernehmen, der Patient hat dem Leistungserbringer den gesetzlichen Eigenanteil von 86 € (mit Befreiung 76 €) zu entrichten.

Literatur

[1] Abbott, C.A.; Vileikyte, L.; Williamson, S.; Carrington, A.L.; Boulton, A.J.M. (1998) Multicenter study of the incidence and predictive risk factors for diabetic neuropathic foot ulceration. Diabetes Care 21: 1071–1075.

[2] Baumann, R. (1996) Industriell gefertigte Spezialschuhe für den diabetischen Fuss. Diab Stoffw 5: 107–112.

[3] Boulton, A.J.M.; Gries, F.A.; Jervell, J.A (1998) Guidelines for the diagnosis and outpatient management of diabetic peripheral neuropathy. Diabetic Med 15: 508–514.

[4] Chantelau E. (2000) Footwear for the high-risk patient. In: A.J.M. Boulton, H. Connor, P.R. Cavanagh (Eds) The Foot in Diabetes. 3rd Edition. Chichester, John Wiley & Sons 131–142.

[5] Chantelau, E. (2002) Shoe-fitting, doesn't it really matter? Letter. Gerontology 48: 408.

[6] Chantelau, E.; Haage, P. (1994) An audit of cushioned diabetic footwear – relation to patient compliance. Diabetic Med 11: 114–116.

[7] Chantelau, E.; Gede, A. (2002) Foot dimensions in elderly people with and without diabetes mellitus – a databasis for shoe design. Gerontology 48: 241–244.

[8] Donaghue, V.M.; Sarnow, M.R.; Giurini, J.M.; Chrzan, J.S.; Habershaw, G.M., Veves, A. (1996) Longitudinal in-shoe foot pressure relief achieved by specially designed footwear in high risk patients. Diabetes Res Clin Pract 31: 109–114.

[9] Ellenberg, S.S.; Temple, R. (2000) Placebo-controlled trials and active-control trials in the evaluation of a new treatment. II: practical issues and specific cases. Ann Intern Med 133: 464–470.

[10] Helbig, K.; Jürgens, H.W.; Pieper, U. (1981) Anthropometrische Grundlagen für Sicherheitsschuhwerk für Männer. Forschungsbericht Nr. 268 der Bundesanstalt für Arbeitsschutz und Unfallforschung, Dortmund. Bremerhaven, Wirtschaftsverlag NW.

[11] Knowles, E.A.; Boulton, A.J.M. (1996) Do people with diabetes wear their prescribed footwear? Diabetic Med 13: 1064–1068.

[12] Menz, H.B.; Sherrington, C. (2000) The footwear assessment form: a reliable tool to assesss footwear characteristics of relevance to postural stability in older adults. Clinical Rehabilitation 14: 657–664.

[13] Mueller, M.J. (1997) Therapeutic footwear helps protect the diabetic foot. J Am Podiatr Med Assoc 87: 360–364.

[14] Ragnarson-Tennvall, G.; Apelqvist, J. (2001) Prevention of diabetes-related foot ulcers and amputations: a cost-utility analysis based on Markov model simulations. Diabetologia 44: 2077–2087.

[15] Ramsey, S.D., Newton, K.; Blough, D.; McCulloch, D.K.; Sandhu, N.; Reiber, G.E.; Wagner, E.H. (1999) Incidence, outcomes, and cost of foot ulcers in patients with diabetes. Diabetes Care 22: 382–387.

[16] Reiber, G.E. (1994) Who is at risk of limb loss and what to do about it? J Rehabil Res Dev 31: 357–362.

[17] Reiber, G.E.; Smith, D.G.; Boone, D.A.; delAguila, M.; Borchers, R.E.; Mathews, D.; Joseph, A.W.; Burgess, E.M. (1997) Design and testing of the DVA/Seattle footwear system for diabetic patients with foot insensitivity. J Rehabil Res Dev 34: 1–8.

[18] Reiber, G.E.; Smith, D.G.; Wallace, C.; Sullivan, K.; Hayes, S.; Vath, C.; Maciejewski, M.L.; Yu, O.; Heagerty, P.J.; LeMaster, J. (2002) Effect of therapeutic footwear on foot reulceration in patients with diabetes. A randomized controlled trial. JAMA 287: 2552–2558.

[19] Reiber, G.E.; Smith, D.G.; Wallace, C.M.; Vath, C.A.; Sullivan, K.; Hayes, S.; Yu, O.; Martin, D.; Maciejewski, M. (2003) Footwear used by individuals with diabetes and a history of foot ulcers. J Rehabil Res Dev 39: 615–621.

[20] Resch, S.; Apelqvist, J.; Stenström, A.; Aström, I. (1997) Dynamic plantar pressure measurement in 49 patients with diabetic neuropathy with or without foot ulcers. Foot Ankle Surg 3: 165–174.

[21] Richardson, J.K. (1991) Rocker-soled shoes and walking distance in patients with calf claudication. Arch Phys Med Rehabil 72: 554–558.

[22] Samanta, A.; Burden, A.C.; Sharma, A.; Jones, G.R. (1989) A comparison between 'LSB' shoes and 'space' shoes in diabetic foot ulceration. Pract Diabet Int 6: 26.

[23] Sowell, R.D.; Mangel, W.B.; Kilczewski, C.J.; Normington, J.M. (1999) Effect of podiatric medical care on rates of lower-extremity amputation in a Medicare population. J Am Podiatr Med Assoc 89: 312–317.

[24] Sugarman, J.R.; Reiber, G.E., Baumgardner, G.; Prela, C.M.; Lowry, J. (1998) Use of the therapeutic footwear benefit among diabetic Medicare beneficiaries in three states, 1995. Diabetes Care 21: 777–781.

[25] Striesow, F. (1998) Konfektionierte Spezialschuhe zur Ulkusrezidivprophylaxe beim diabetischen Fußsyndrom. Med Klin 93: 695–700.

[26] Tanudjaja, T.; Chantelau, E. (1996) Recurrent neuropathic foot ulcer disease in diabetes mellitus. Abstract. Diabetologia 39/Suppl. 1: A264.

[27] Temple, R.; Ellenberg, S.S. (2000) Placebo-controlled trials and active-control trials in the evaluation of a new treatment I: ethical and scientific inssues. Ann Intern Med 133: 455–463.

[28] Tovey, F.I. (1984) The manufacture of diabetic footwear. Diabetic Med 1: 69–71.

[29] Tyrrell, W.; Phillips, C.; Price, P.; Davies, S.; Gibby, O. (1999) The role of orthotic therapy in minimising the risk of ulceration in the diabetic foot. Abstract. Diabetologia 42/Suppl. 1: A308.

[30] Uccioli, L.; Faglia, E.; Monticone, G.; Favales, F.; Durola, L.; Aldeghi, A.; Quarantiello, A.; Calia, P.; Menzinger, G. (1995) Manufactured shoes in the prevention of diabetic foot ulcers. Diabetes Care 18: 1376–1378.

[31] Ulbrecht, J.S.; Perry, J.; Hewitt, F.G., Cavanagh, P.R. (1994) Controversies in footwear for the diabetic foot at risk. In: Kominski, S.J. (ed.) Medical and Surgical Management of the Diabetic Foot. St. Louis, MO. Mosby Year-Book: 441–453.

[32] Veitenhansl, M.; Hierl, F.X.; Landgraf, R. (2002). Ulcus- und Rezidivprophylaxe durch vorkonfektionierte Schuhe bei Diabetikern mit diabetischem Fußsyndrom: eine prospektive randomisierte Studie. Abstract. Diab Stoffw 11/Suppl. 1: 106–107.

[33] Ward, A.B. (1993) Footwear and orthoses for diabetic patients. Editorial. Diabetic Med 10: 497–498.

[34] Woolridge, J.; Bergeron, J.; Thornton, C. (1996) Preventing diabetic foot disease: lessons from the Medicare therapeutic shoe demonstration. Am J Publ Health 86: 935–938.

4 Schuh-Einlagen, Fußbettungen

Ernst Chantelau

4.1 Orthopädische Schuh-Einlagen: was sollen sie leisten, was leisten sie?

Im Hilfsmittelverzeichnis findet sich die Produktgruppe 8 „Einlagen", worunter folgende Produkte zu verstehen sind: „funktionelle Orthesen zur Korrektur, Stützung oder Bettung von Fußdeformitäten, zur Entlastung oder Lastumverteilung der Fußweichteile, der Bein- oder auch Wirbelsäulengelenke. Sie werden aus Kork, Leder, thermoplastischen Kunststoffen und/oder Metall gefertigt" (Hilfsmittelverzeichnis, 2008). Hier ist viel Geld im Spiel: mehr als 300 Millionen € werden jährlich für orthopädische Einlagen von den Krankenkassen ausgegeben, ca. 4 Millionen Bundesbürger bekommen Einlagen verschrieben. Werden sie auch getragen? Viele der verschriebenen Einlagen wandern sicherlich eher in den Schrank statt in den Schuh, einfach weil sie unbequem sind, oder weil sie weh tun!

Erfunden wurden die Schuh-Einlagen von den Orthopäden, um das – nach ihrer Auffassung aufgrund von ausgeleierten Bändern und schwachem Bindegewebe – abgesenkte Fußgewölbe bei Senkfuß/Plattfuß wieder aufzurichten: eine fehlerhafte Statik soll ausgeglichen, eine krankhaft veränderte Schrittabwicklung normalisiert werden [4]. Unklar bleibt, was damit erreicht wird: wird die Fußfehlstellung geheilt und/oder eine Verbesserung der Fußfunktion erzielt?

Orthopädische Schuh-Einlagen wurden bisher nicht der Fußbelastung beim Gehen (dynamisch) entsprechend gefertigt, weil es noch keine geeigneten dynamischen Mess- und Kontrollverfahren gab. Seit mehr als 10 Jahren ist nun aber innerhalb des Schuhs die dynamische Plantardruckmessung möglich. So kann die Druckentwicklung beim Gehen im Bereich der Fußsohle immerhin über 10–20 Schritte aufgezeichnet und analysiert werden (Pedobarographie, siehe Kapitel 8, 9). Aus den Ergebnissen dieser Druckanalyse könnten Rückschlüsse auf die Gestaltung von Schuh-Einlagen gezogen werden, sowie auf ihre potenzielle Wirksamkeit. Doch die Beweise für einen Nutzen orthopädischer Schuh-Einlagen sind immer noch sehr dürftig [3, 6, 10, 14]. So titelte die Süddeutsche Zeitung am 3. 3. 2007: „Orthopäden verschreiben seit Jahrzehnten Schuheinlagen, obwohl diese in den allermeisten Fällen nutzlos sind", auch gegen angebliche Senkfüße bei Kindern.

4.2 Die sogenannte Längsgewölbestütze

Das Längsgewölbe des Fußes wird von den Mittelfußknochen, den Keilbeinen, dem Würfelbein, dem Kahnbein, dem Sprung- und dem Fersenbein gebildet; zwischen seinen Enden ist die Plantarfaszie gespannt wie die Sehne eines Bogens (Abb. 4.1a).

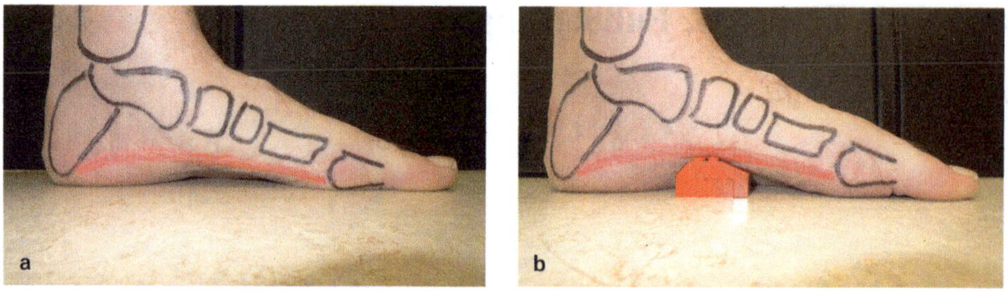

Abb. 4.1: Schematische Darstellung des Längsgewölbes: Fußknochen (schwarz), Plantarfaszie (rot). (a) Bei statischer Belastung ist das Längsgewölbe gespreizt, die Plantarfaszie fast gerade gespannt. Die ganze Kraft überträgt sich auf Ferse und Metatarsalköpfchen, wie auf die Pfeiler einer Brücke. Die Knochen ziehen an der Faszie. (b) Beim Auftreten auf eine Gewölbestütze (hier aus Lego®-Bausteinchen) wird das Längsgewölbe im Vergleich zu a) gekrümmt, die Plantarfaszie nach oben gegen die Tarsalknochen gedrückt. Die Faszie zieht an den Knochen.

Die Knochen ziehen an der Faszie. Das Körpergewicht drückt mit seiner Kraft von oben auf das Gewölbe, die Kraft überträgt sich auf Ferse und Metatarsalköpfchen wie auf die Pfeiler einer Brücke.

Am wenigsten gespannt ist die Plantarfaszie, wenn der Fuß keine oder nur geringe Last trägt – ihre Spannung steigt mit der Last, die der Fuß zu tragen hat [7].

4.2.1 Wirkprinzip

Einlagen, die punktuell das innere Keilbein und das Kahnbein unterstützen, entspannen beim Auftreten die Plantarfaszie nur minimal (viel weniger als die komplette Entlastung entspannt). Stützende Einlagen, die dem Längsgewölbe in seiner ganzen Breite unterlegt werden, erhöhen sogar die Spannung der Plantarfaszie, wie die Experimente von Kogler et al. [7] gezeigt haben. Sie verteilen die Last auf die Tarsalknochen und -gelenke, mithin auf Strukturen, die für die Lastaufnahme nicht geeignet sind. Diese Umverteilung der Last vom Vor- und Rückfuß (also von den zur Lastaufnahme vorgesehenen Widerlagern des Längsgewölbe-Bogens) auf den Mittelfuß entlastet Ferse und Metatarsalköpfe und die zugehörigen Weichgewebe und Hautregionen, setzt aber das biomechanische Funktionsprinzip des Längsgewölbes außer Kraft. Die direkte Belastung der Plantarfaszie und der zarten Sohlenhaut, die das Längsgewölbe auskleidet, ist ebenfalls unphysiologisch.

Zwar reduziert eine sogenannte retrokapitale Stütze, eine Art „Buckel" unter dem Mittelfuß, den Druck auf die Metatarsalköpfchen im Akutversuch [12]. Dieser Buckel bewirkt aber zugleich einen Zug der Plantarfaszie auf beide Enden des Längsgewölbes- das Fersenbein und die Metatarsalköpfchen- und dadurch eine verstärkte Krümmung des Längsgewölbes (Abb. 4.1b), erhöht also tendenziell den Druck der Metatarsalköpfchen auf den Boden. *Die Faszie zieht an den Knochen.*

4.2.2 Wirksamkeitsnachweise

Bei der Plantarfasziitis, einer häufige Sport-Verletzung bei Marathon-Läufern und anderen Sportlern, wurde eine Vergleichsstudie durchgeführt: eine 6 mm Ethylenvinylacetat (EVA) Schaumstoffschicht, eine Formothic Längsgewölbestütze aus Polyethylenschaum (fabrikmäßig hergestellt), und eine Hartplastik-Längsgewölbestütze nach Gipsabformung mit festem Schaumstofflager unter der Ferse wurden mit einander verglichen. Ergebnis: keine therapeutische Wirkung auf die Plantarfasziitis, kein Unterschied zwischen den Einlagen [8].

Bus et al. [2] untersuchten die Plantardruckspitzen bei Anwendung einer einfachen Einlage aus einer durchgehenden 9.5 mm dicken Schicht PPT® (ein weicher, nichtformbarer offenzelliger Polyurethanschaum, in Deutschland z. B. P2® der Firma Schein Orthopädie-Service Remscheid). Zum Vergleich diente eine speziell geformte Fußbettung mit breiter Längsgewölbestütze aus hartem Polyurethan (Shore Grad 60–80), die auf der Grundlage von Plantardruckmessung, Fuß-Abdruck und -Umrisszeichnung von einem erfahrenen Orthopädieschuhmacher mit CAD-Technik (computer-aided-design) angefertigt wurde.

Beide Einlagen wurden in Schuhen der Firma PW Minor & Son (Batavia NY, USA) getragen, die ähnlich dem LucRo®-Schuh mit einer Abrollsohle ausgestattet sind. Probanden waren 20 Diabetiker mit Polyneuropathie und Fußdeformierungen, die bereits mit orthopädischen Maßschuhen versorgt waren. Die Ergebnisse zeigen eine Verminderung der Druckspitzen unter den Metatarsalköpfchen um bis zu 65 % durch die Einlagen, im Vergleich zum Barfußgehen. Die Druckreduktion durch die einfache 9.5 mm dicke, ungeformte PPT®-Schicht war annähernd gleich groß wie durch die speziell geformte Fußbettung mit Längsgewölbestützung (siehe Tabelle 4.1). Im Längsgewölbe erhöhte die Fußbettung erwartungsgemäß den Druck um ca. 70%.

Tab. 4.1: Spitzendruck bei der Schrittabwicklung. Umgerechnet, nach Bus et al. [2].

	Spitzendruck (kg/cm^2) bei der Schrittabwicklung					
	Ferse	Längsgewölbe	1. MTK	2. MTK	1. Zeh	2. Zeh
barfuß	**35**	**7**	**91**	**53**	**49**	**16**
9.5 mm PPT Einlage*	24	9	30	19	20	11
Längsgewölbestütze*	19	12	26	18	20	13

* im konfektionierten Schuh mit Abrollsohle. MTK = Metatarsalköpfchen.

Die Längsgewölbestütze ist also zum Schutz vor punktueller Drucküberlastungen der Fußsohle nur bedingt geeignet. Ein spezifischer klinischer Nutzen wurde nicht nachgewiesen. Im Vergleich mit der einfachen Polstereinlage schneidet sie nicht besser ab, in der Herstellung ist sie aufwändiger (und womöglich teurer).

4.3 Die sogenannte diabetesadaptierte Fußbettung

4.3.1 Definition

Diese Art Einlage ist im Hilfsmittelverzeichnis in der Produktgruppe 31 (Schuhe) gelistet unter der Positionsnummer 31.03.07.0001 (Kosten: 210–225 € pro Paar). Die Anforderungen sind laut § 139 SGB V wie folgt definiert: „Diabetes adaptierte Fußbettung aus zur Druckumverteilung geeignetem Material in ausreichender Stärke und mit entsprechenden Dämpfungseigenschaften“ ca. 8-16 mm stark (am Scheitelpunkt der Rolle ca. 10–16 mm), am Fersenmittelpunkt ca. 8–12 mm ... dünnste Stelle min. 8 mm stark ... individueller Aufbau der Bettung aus mindesten 3 Schichten ... keine Verwendung von vorgefertigten Rohlingen ... tiefgezogen über individuell hergestelltem Fußmodell, Formabdruck, z. B. Gipsabdruck, und in den Schuh eingepasst ... keine Pelotte oder Stufen in der Oberfläche ... Prüfung der Druckumverteilung ... Zu beachten ist: medizinischer Nutzen – nicht besetzt ... (Bekanntmachung der Spitzenverbände der Krankenkassen über die Fortschreibung der Produktgruppe ... 31 ‚Schuhe‘ des Hilfsmittelverzeichnisses nach § 139 SGB V vom 7. Mai 2007).

Nach einer Definition von Prof. Münzenberg „sollte die Belastung möglichst großflächig auf weich-elastischer Bettung aufgefangen werden, auf der sogenannten Diabetes-adaptierten Fußbettung. Knochenvorsprünge sind, wie beschrieben, auszusparen oder vorsichtig weich abzupolstern ... Dies gelingt im Anfangsstadium durch eine individuell angepasste Einlage, welche die Schwielenbildung weitgehend ausspart, wobei besonders darauf zu achten ist, dass diese Aussparung nicht abrupt erfolgt, sondern dass ihre Ränder fließend und weich in die Einlage übergehen“ [13]. Danach sollen druckbelastete Regionen durch lochähnliche Aussparungen in der üblichen orthopädischen Einlage entlastet werden, mit verstärkter Belastung benachbarter Strukturen (Lastverlagerung).

4.3.2 Biomechanische Aspekte

Beim Gehen, Laufen, Springen besonders stark belastetet ist insbesondere die Fußsohle im vorderen Fußbereich, siehe Tabelle 4.2.

Tab. 4.2: Spitzendruckwerte unter der Fußsohle gesunder Versuchspersonen. Umgerechnet, nach Milani und Hennig [11].

	Spitzendruck (kg/cm^2) beim		
	Gehen	Laufen	Springen
Großzeh	40	73	266
1. Metatarsalköpfchen	30	80	286
3. Metatarsalköpfchen	38	48	137
5. Metatarsalköpfchen	20	47	133
Längsgewölbe	5	k.A.	k.A.
Ferse	30	k.A.	k.A.

k.A. = keine Angabe

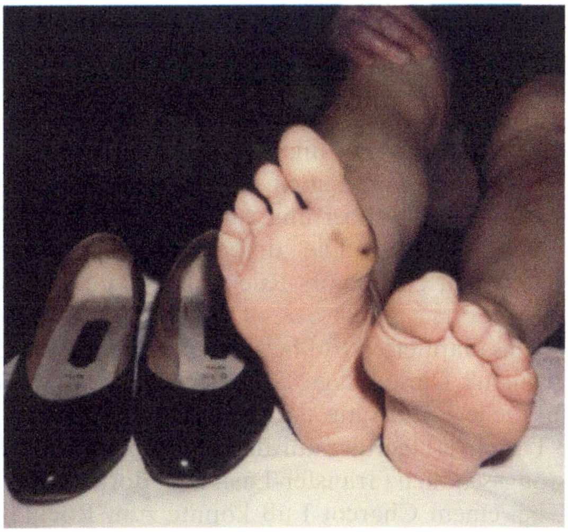

Abb. 4.2: Schwiele mit Einblutung unter dem 1. Metatarsalköpfchen bei einer Patientin mit Polyneuropathie; gezeigt sind auch ihre Lieblingsschuhe.

Dabei entstehen – eher unter den Metatarsalköpfchen als unter dem Fettpolster der Ferse – Schwielen, die bei Polyneuropathie so lange vom Patienten hingenommen und nicht bearbeitet werden, bis sie aufgrund ihrer Dicke einbluten und ulzerieren (Abb. 4.2).

Da Druck = Kraft/Fläche, ist die Kontaktfläche umgekehrt proportional der Druckeinwirkung pro cm^2, die Vergrößerung der Kontaktfläche der Fußsohle auf dem Schuhboden bewirkt eine lokale Spitzendruckenverringerung [15], siehe Abb. 4.4. Das gilt auch für die dynamischen Drucke an der Fußsohle beim Gehen, wie Studien wiederholt nachgewiesen haben.

4.3.3 Wirksamkeitsnachweise

Die medizinische Wirksamkeit der diabetesadaptierten Fußbettung ist bisher unbekannt, wie die Krankenversicherungen einräumen (s. o.). Dieser Einschätzung entspricht die Studienlage.

Praet et al. [15] haben den Effekt einer maßgefertigen „diabetesadaptierten Fußbettung“ auf den Maximaldruck beim Gehen verglichen mit dem Effekt einer Ballenrolle (s. u.). Dabei zeigte sich, dass die Ballenrolle den maximalen Plantardruck unter den Metatarsalköpfchen deutlicher reduziert als die „diabetesadaptierte Fußbettung“ (durch Kontaktflächenvergrößerung).

Burns et al. [1] haben den Nutzen einer in Sandwich-Technik aus 8-mm Combilux, 2.3-mm Memorix, 3-mm Remember und 0.7 mm Calbino Mikrofaserüberzug (Thanner GmbH, Höchstadt) nach Maß hergestellten „diabetesadaptierten Fußbettung“ verglichen mit einer Plazebo-Einlage aus 4-mm EVA mit Calbino Mikrofaserüberzug. Die Bettungen/Plazebo-Einlagen wurden in hochwertigen Sportschuhen getragen; Probanden waren übergewichtige, ältere Diabetiker mit arteriellen Durchblutungsstörungen. Die Ergebnisse zeigten, dass Fußschmerzen und Fußfunktionen sich im Laufe von 8 Wochen besserten, es aber kein Unterschied machte, ob eine maßgefertigte Fußbettung oder eine Plazebo-Einlage getragen wurde.

Reiber et al. [16] haben in einer großangelegten klinischen Studie den Nutzen der maßgeformten „diabetesadaptierten Fußbettung" untersucht, das Ergebnis war negativ, siehe Kapitel 9, Tabellen 9.3 und 9.4. Die „diabetesadaptierte Fußbettung" verhinderte in dieser Studie nicht mehr Geschwürs-Rückfälle (Rezidive) als die standardisierte Polster-Einlage.

Wenn der Nutzen der „diabetesadaptierten Fußbettung" auch nicht erwiesen ist – schadet sie womöglich auch nicht? Diese Frage lässt sich nicht einfach bejahen. Theoretisch bewirkt die punktuelle Entlastung durch lochähnliche Aussparungen in einer harten Einlage eine Druckverlagerung auf die benachbarten Strukturen – mit dem Risiko von Überlastungsschäden (Transfer-Läsionen) dort. Und die durchgehende Weichbettung z. B. bei einem Charcot-Fuß könnte zum Rückfall führen (s. u.). Praktisch ist aber in Deutschland der Schaden am größten, der durch die Vergeudung von Geldern der Versicherten zwangsläufig zustande kommt.

4.4 Polster-Einlagen

4.4.1 Wirkprinzip

Unter besonders druckbelasteten Stellen wird besonders viel elastisches Polstermaterial angebracht (und gerade *nicht* ausgespart). Eine Polsterung ist klinisch wirksam, wenn sie die Druckspitzen unter den Metatarsalköpfchen um mindestens 30 % verringert, verglichen mit Barfußgehen. Dazu muss die Einlage – z. B. aus P2® – mindestens 8 mm dick sein [9], um bei der Schrittabwicklung eine relevante Polsterwirkung entfalten zu können und nicht völlig komprimiert zu werden. Die Polsterleistung einer solchen Einlage ist umso größer, je dünner das Weichgewebe über den Metatarsalköpfchen ist [9]; ein ausreichend dickes Weichgewebe polstert besser als jede Einlage [9]. Eine Polster-Einlage unter den Metatarsalköpfchen kann in ausreichend tiefen, flexiblen Konfektionsschuhen (z. B. Ganter Sensitiv®) verwendet werden, oder in Spezialschuhen zur Vorbeugung von Geschwürs-Rückfällen (LucRo® bzw. Diabeticus classic®, siehe Kap. 3).

4.4.2 Aufbau

Elastisches Material mit beträchtlicher Rückstellkraft, z. B. P2® mit Shore-A-Härte 20°, wird im Vorfußbereich angebracht (dort ist das Weichgewebe über den Metatarsalköpfchen relativ dünn), und steiferes Material (z. B. Shore-Härte 60°) im Fersenbereich (dort ist das Fettgewebe über dem Fersenbein natürlicherweise recht dick und elastisch und verformt sich bei jedem Aufsetzen des Fußes [5]). Beispiele für geeignete konfektionierte, nicht geformte Polster-Einlagen sind z. B. Dialux® Einlegesohlen von Thanner, LucRo® Einlegesohlen von Schein. Diese Einlagen ent-

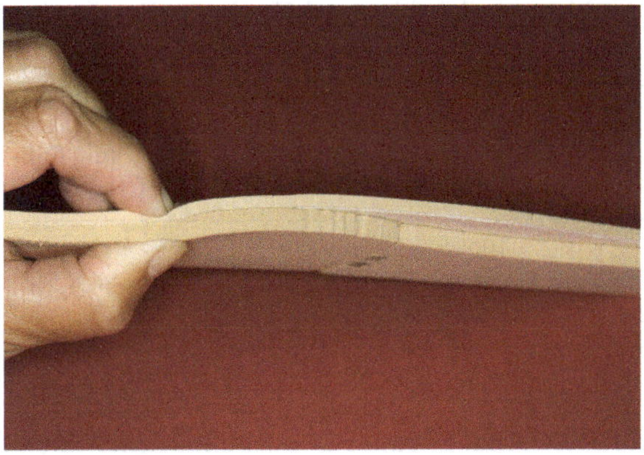

Abb. 4.3: LucRo® Einlegesohlen aus Lunaflex®, Lunasoft® und P2® (Firma Schein Orthopädie-Service Remscheid)

sprechen der in der Produktgruppe 08 (Einlagen) gelisteten Positionsnummer 08.99.99.0004 – „Weichbettung, ¾ lang, inkl. Lederbezug“ zum Preis von ca. 6–7 € pro Stück.

4.4.3 Wirksamkeitsnachweise

Bus et al. [2] untersuchten eine einfache Einlage aus einer 9.5 mm dicken Schicht PPT®, verglichen mit einer speziell geformten Fußbettung aus hartem Polyurethan – die Druckeffekte waren gleich (siehe Tabelle 4.1).

Viswanathan et al.[19] untersuchten die schützende Wirkung von unterschiedlichen Einlagen bei Patienten mit abgeheiltem neuropathischen Fußgeschwür (Hochrisikopatienten, mit/ohne nennenswerte Fußdeformierungen bzw. Gelenkversteifungen) in einem großen Diabeteszentrum in Indien. Entsprechend der klimatischen Bedingungen wurden die Einlagen in Sandalen und nicht in geschlossenen Schuhen verwendet. Es wurden vier verschiedene Konstruktionen geprüft: eine 10 mm dicke Schicht Mikrozellulärgummi ohne Bettung; eine zweischichtige Konstruktion aus 5mm Polyurethanschaum plus 5 mm Mikrozellulärgummi ohne Bettung; eine Kork-Fußbettung nach Maß mit einer 6 mm dicken Schicht aus Polyurethanschaum (entspricht mehr oder weniger der „diabetesadaptierten Fußbettung“ in Deutschland), und eine einfache Ledereinlage ohne Bettung. Die Beobachtungszeit betrug 9 Monate, der Studienendpunkt war das Geschwürs-Rezidiv. Außerdem wurden die Druckspitzen bei der Schrittabwicklung untersucht.

Die Ergebnisse zeigen einen besseren Schutz durch Polstermaterialien wie Mikrozellulärgummi oder Polyurethanschaum, verglichen mit unelastischem Material (in diesem Fall einfaches Leder). Die Fußbettung brachte keinen Vorteil. Die Geschwürs-Rezidive standen in direktem Zusammenhang mit den Druckspitzen bei der Schrittabwicklung: die Polstereinlagen verminderten sowohl den Druck unter den Metatarsalköpfchen als auch die Geschwürs-Rezidive um mehr als 80 % (siehe Tabelle 4.3).

Tab. 4.3: Druck im Bereich der Metatarsalköpfchen und Geschwürs-Rezidive bei Patienten mit diabetischer Polyneuropathie. Nach Viswanathan et al. [19].

	Sandalen mit Einlagen aus:			
	Mikrozellulär-gummi	Polyurethan-schaum	mit Fuß-bettung	Leder
Patientenzahl	100	59	32	50
Druck, kPa	6.9	6.2	6.8	40.7
Patienten mit Geschwürs-Rezidiv, %	4	4	3	33

Einfache, konfektionierte Polstereinlagen aus P2® oder ähnlichen Materialien sind also zum Schutz vor punktueller Drucküberlastungen der Fußsohle bei erhaltener Fußfunktion gut geeignet und einer aufwändigeren Versorgung (mit Fußbettung) gleichwertig. Ein spezifischer klinischer Nutzen wurde nachgewiesen.

4.5 Bettende Einlagen

4.5.1 Wirkprinzip

Die maßgeformte Vollkontaktbettung soll die Last möglichst großflächig auf den Fuß verteilen, siehe Abb. 4.4.

Um wirksam zu sein, bedarf die Vollkontaktbettung der Versteifung des Schuhbodens (PG 31 Pos. Nr. 31.03.04.3005) und der Anbringung einer Sohlenrolle (PG 31 Pos. Nr. 31.03.04.2000), siehe Abb. 4.5. Die mit einer Abrollsohle [13, 18] verbundenen Beeinträchtigungen der Fußfunktion beim Gehen und Stehen sind hinzunehmen: das Beschleunigen ist nicht mehr möglich, die Standfläche ist verkleinert (mit der Folge von Standunsicherheit, insbesondere beim Treppensteigen), die Benutzung

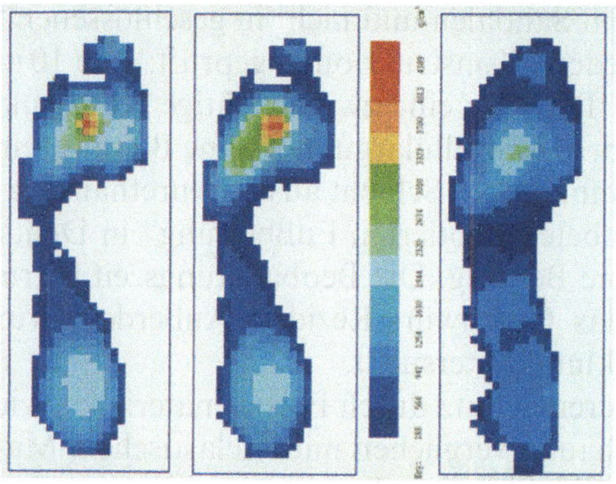

Abb. 4.4: Pedobarographie (im Stehen) eines versteiften neuropathischen Fußes mit Zustand nach Geschwür unter dem 3. Metatarsalköpfchen. Links: barfuß; Mitte: im Modeschuh; rechts: Vollkontaktbettung. Rot: hoher Druck. Grün: mittlerer Druck. Dunkelblau: geringer Druck. Nimmt die Kontaktfläche zu, nimmt der Spitzendruck ab.

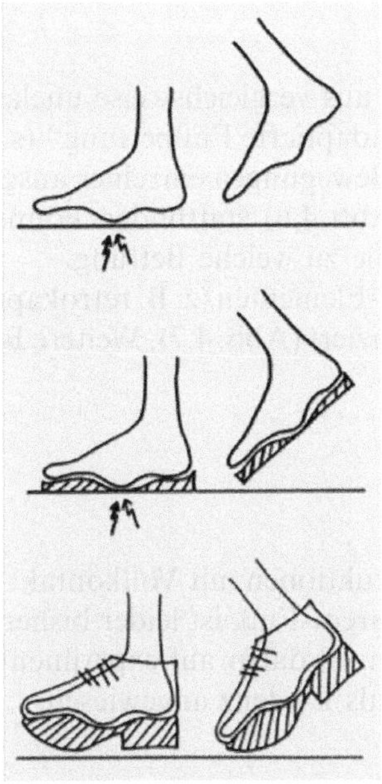

Abb. 4.5: Konstruktionsprinzip für einen Schuh bei ausgeheiltem Charcot-Fuß. Oben: Charcot-Fuß mit versteiften Gelenken, knöchernen Deformierungen und dünner Weichteildecke (Pfeile zeigen auf Druckpunkte). Mitte: maßgefertigte, feste Vollkontaktbettung mit gleichmäßiger Lastverteilung, keine punktuelle Druckwirkung; Abrollsohle erforderlich. Unten: Abrollsohle erlaubt die Schrittabwicklung (das Abrollen) des steifen Schuhs mit dem fixierten Fuß – der Schuh bewegt den versteiften Fuß. Keine Beugung der Zehengrundgelenke, kein Abstoßen des Fußes, keine Druckspitzen.

einer Gehhilfe (Stock) ist sinnvoll. Die Abrollsohle setzt die Gehgeschwindigkeit herab – auch dieser Effekt reduziert den Plantardruck [17].

In dieser Kombination bewirkt die Vollkontaktbettung die maximale punktuelle Druckentlastung, durch Lastverteilung plus Vermeidung/Verminderung von punktuellen Druckspitzen. Letzteres wird garantiert sowohl durch die Bettung als auch durch die Immobilisierung insbesondere der Zehengrundgelenke und der Mittelfußgelenke bei der Schrittabwicklung: durch Unterbindung der normalen Funktion dieser Gelenke wird das Abstoßen des Fußes bei der Schrittabwicklung und die dadurch bedingt Druckspitze vermieden, siehe auch [15, 18].

Die Vollkontaktbettung ist zwingend erforderlich, wenn: a) keine normale Gelenkfunktion mehr besteht und keine normale Schrittabwicklung möglich ist weil der Fuß versteift ist, b) bei erheblicher Fuß-Deformierung, und c) wenn die absolute Gelenk-Immobilisation wegen anderer Schäden (z. B. Arthrose) indiziert ist, siehe Kap. 7.

4.5.2 Aufbau

Bei Charcot-Fuß sollte die Vollkontakt-Bettung aus vergleichsweise unelastischem Material bestehen (d. h. nicht wie eine „diabetesadaptierte Fußbettung“ (s. o.) konstruiert sein), denn es sollten beim Gehen keine Bewegungen einzelner ausgerenkter Skelett-Fragmente und Pseudarthrosen (siehe Abb. 4.6) stattfinden können, auch nicht z. B. infolge Einsinkens des Vorfußes in eine zu weiche Bettung.

Das Anbringen von orthopädischen Korrektur-Elementen (z. B. retrokapitale Abstützung, Längsgewölbestütze o. ä.) ist kontraindiziert (Abb. 4.7). Weitere Einzelheiten siehe Kap. 7, 12.

4.5.3 Wirksamkeitsnachweise

Die klinische Wirksamkeit solcher Schuh-Konstruktionen mit Vollkontakt-Bettung und Abrollsohle, wie z. B. beim ausgeheilten Charcot-Fuß, ist leider bisher nicht in Studien wissenschaftlich untersucht worden. Man ist daher auf experimentelle Untersuchungen [15, 18] bzw. Expertenmeinungen als Evidenz angewiesen.

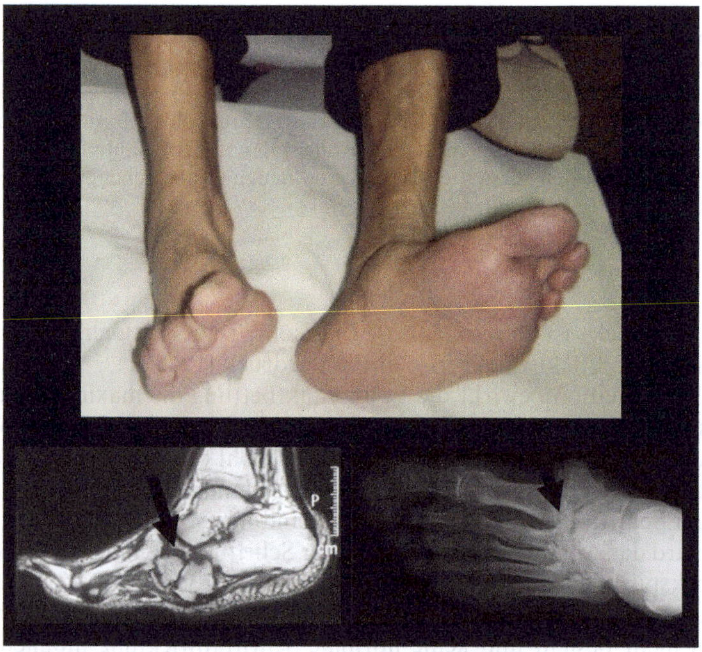

Abb. 4.6: Ausgeheilter Charcot-Fuß: klassische Indikation für Vollkontaktbettung plus Schuhbodenversteifung plus Mittelfußrolle. Das Röntgenbild zeigt die knöcherne Durchbauung von transartikulären Mittelfußfrakturen mit erheblicher Skelett-Deformierung (Pfeil, rechts unten). Die MRT (T1-Wichtung: Fett ist hell, Wasser dunkel dargestellt) zeigt die irreguläre Anordnung der Mittelfußknochen, Gelenkluxationen und Knochenfragmente mit Flüssigkeitsansammlungen im Bereich der Kontaktflächen (Pseudarthrosen), (Pfeil, links unten).

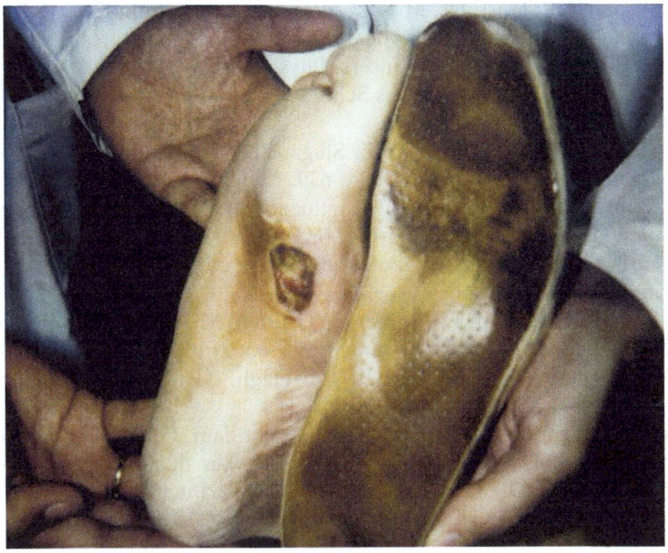

Abb. 4.7: Charcot-Fuß, dessen Längsgewölbe durch Längsgewölbestütze beschädigt wurde.

Literatur

[1] Burns, J., Wegener, C., Begg, L., Vicaretti, M., Fletcher, J. (2009) Randomized trial of custom orthoses and footwear on foot pain and plantar pressure in diabetic peripheral arterial disease. Diabetic Med 26: 893–899

[2] Bus, S.A., Ulbrecht, J.S., Cavanagh, P.R. (2004) Pressure relief and load distribution by custom-made insoles in diabetic patients with neuropathy and foot deformity. Clin Biomech 19: 629–638

[3] Grifka, J.(1992) Wann welche Einlage? Deutsches Ärzteblatt 89: A1; 1123–1139

[4] Grifka, J.(1997) Einlagen, Schuhzurichtungen, orthopädische Schuhe – Indikation, Verordnung, Ausführung. 3. Auflage. Stuttgart: Enke Verlag

[5] Debrunner, H.U., Jacob, H.A.C. (1998) Biomechanik des Fußes. 2. Auflage. Stuttgart, Thieme Verlag.

[6] Hawke, F., Burns, J., Radford, J.A., du Toit, V. (2008) Custom-made foot orthoses for the treatment of foot pain. Cochrane Database Syst Rev 16(3): CD006801

[7] Kogler, G.F., Solomonidis, S.E., Paul, J.P. (1996) Biomechanics of longitudinal arch support mechanisms in foot orthoses and their effect on plantar aponeurosis strain. Clin Biomech 11: 243–252

[8] Landorf, K.B., Keenan, A.M., Herbert, R.D. (2006) Effectiveness of foot orthoses to treat plantar fasciitis. Arch Intern Med 166: 1305–1310

[9] Lemmon, D., Shiang, T.Y., Hashmi, A., Ulbrecht, J.S., Cavanagh, P.R. (1997) The effect of insoles in therapeutic footwear – a finite element approach. J Biomech 30: 615–630

[10] Maier, E. (1969) Der nicht-behandlungsbedürftige Kinderfuß. Z Orthop 105: 565–576

[11] Milani, T., Hennig, E. (1993) Belastungsanalysen des Vorfußes. In: C.J. Wirth, R. Ferdini, N. Wülker (Hrsg.) Vorfußdeformitäten – Behandlungskonzepte für Klinik und Praxis. Berlin–Heidelberg–Tokio–New York. Springer Verlag, S. 31–35

[12] Mueller, M.J., Lott, D.J., Hastings, M.K., Commean, P.K., Smith, K.E., Pilgram, T.K. (2006) Efficacy and mechanism of orthotic devices to unload metatarsal heads in people with diabetes and a history of plantar ulcers. Phys Ther 86: 833–842
[13] Münzenberg, K.J. (1998) Orthopädisches Schuhwerk – Konstruktion, Indikation, Musterrezepte. Darmstadt: Steinkopff Verlag
[14] Pfeiffer, M., Kotz, R., Ledl,T., Hauser, G., Sluga, M. (2006) Prevalence of flat foot in preschool-aged children. Pediatrics 118: 634–639
[15] Praet, S.F.E., Louwerens, J.W.K. (2003) The influence of shoe design on plantar pressures in neuropathic feet. Diabetes Care 26: 441–445 (im Internet frei zugänglich unter Pubmed)
[16] Reiber, G., Smith, D.G., Wallace, C. et al. (2002) effect of therapeutic footwear on foot reulceraltion in patients with diabetes mellitus. JAMA 287: 2552–2558
[17] Segal, A., Rohr, E., Ohrendurff, H., Shofer, J., O'Brien, M., Sangeorzan, B. (2004) The effect of walking speed on peak plantar pressure. Foot Ankle Int 25: 926–933
[18] van Schie, C., Ulbrecht, J.S., Becker, M.B., Cavanagh, P.R. (2000) Design criteria for rigid rocker shoes. Foot Ankle Int 21: 833–844
[19] Viswanathan, V., Sivagami, M., Saraswathy, G., Gautham, G., Das, B.N., Seena, R., Ramachandran, A. (2004) Effectiveness of different types of footwear insoles for the diabetic neuropathic foot. Diabetes Care 27: 474–477 (im Internet frei zugänglich unter Pubmed)

5 Erfahrungen mit der Versorgung der diabetischen Podopathie aus Sicht des Kostenträgers

Stephanos Vassiliadis

5.1 Rückblick

Die DAK mit ca. 6 Millionen Versicherten ist seit 2003 intensiv bemüht, die stadiengerechte Versorgung des diabetischen Fußes in der Versorgungspraxis bundesweit gemäß den Leitlinien der DDG/DGOOC umzusetzen. Als hinderlich erwies sich bis 2008 die fehlende Listung konfektionierter Diabetiker-Schutzschuhe im Hilfsmittelverzeichnis in Verbindung mit der Maßgabe der Hilfsmittelrichtlinien, nur solche Hilfsmittel zu verordnen, die im Hilfsmittelverzeichnis gelistet sind. Aber auch regional unterschiedliche vertragliche Regelungen zur Produktgruppe 31 „Schuhe" im Hilfsmittelverzeichnis (PG 31) behinderten die einheitliche Umsetzung zusätzlich. Bei weniger erfahrenen Verordnern ließ sich zusätzlich eine Tendenz zur aufwändigeren, kostspieligeren Versorgung erkennen. Insgesamt führte dies in der Praxis zu einer unnötig hohen Anzahl an Maßschuhversorgungen und hohen Verwaltungsaufwänden durch Nachfragen bei Verordnern und Leistungserbringern (Orthopädie-Schuhmachern).

Im Rahmen einer auf 12 Monate angelegten Aktion hatte die DAK in den Jahren 2004/2005 sowohl Verordner als auch Orthopädie-Schuhmacher über ihre Bereitschaft informiert, die Kosten für konfektionierte Diabetiker-Schutzschuhe zu übernehmen, wenn die Indikationen gemäß den Leitlinien vorliegen und dies beim Antrag durch eine aussagekräftige Dokumentation nachgewiesen wird. Zu Beginn war die Bereitschaft, den Kostenvoranschlägen diese Dokumentation beizufügen, leider oftmals nicht vorhanden. Dies änderte sich jedoch im weiteren Verlauf. Im Ergebnis konnte der Anteil der konfektionierten Schuhe auf durchschnittlich ca. 40 % verdoppelt und kurzfristig auf 60 % gesteigert werden. Problematisch blieben bis zuletzt die Qualität der Verordnungen und fehlende Dokumentationen, wodurch Nachfragen und MDK-Einschaltungen notwendig waren und zu Verzögerungen in der Bearbeitung führten.

5.2 Neues Vertragskonzept in der PG 31 „Schuhe"

Aus diesen Erfahrungen hat die DAK zum 1. Januar 2008 ein völlig neues, bundesweit einheitliches Vertragskonzept für die PG 31 entwickelt, das die noch bestehenden Hindernisse zur stadiengerechten und schnellen Versorgung beseitigen und einen für alle Beteiligten reibungslosen Ablauf garantieren soll. Eckpfeiler dieses Konzepts sind neben einem Qualitätsmanagementsystem mit Messung der Ergebnisqualität die standardisierte Dokumentation (z. B. Fußdokumentationsbogen der DDG), die Nutzung des elektronischen Kostenvoranschlags und die Definition von pauschalierten Versorgungstypen auf der Grundlage der inzwischen überarbeiteten Leitlinien der Deutschen Diabetesgesellschaft/Deutsche Gesellschaft für Orthopädie und orthopädische Chirurgie (www.versorgungsleitlinien.de/themen/diabetes2/dm2_fuss/pdf/nvl/t2dfuss/lang.pdf) zur Versorgung des diabetischen Fußes.

Besonderes Augenmerk wurde auf die Versorgung mit konfektionierten Diabetiker-Schutzschuhen gelegt, da diese eine kostengünstige und schnelle Versorgung darstellen, die obendrein ein höherer Compliance als Maßschuhe aufweist. Im August 2008 wurde das erste Fabrikat (LucRo®, Firma Schein Orthopädie-Service Remscheid; Positionsnummer 31.03.08.0001) unter der Bezeichnung „Spezialschuhe für Diabetiker" in die PG 31 aufgenommen, ein Jahr später folgten weitere Fabrikate (siehe Kapitel 3, Seite 38), so dass seither eine rechtssichere Basis für die Abgabe der Schutzschuhe für den Verordner und für den Leistungserbringer besteht.

5.3 Ergebnisse in der Hilfsmittelversorgung

Das neue Vertragskonzept erfüllte alle Erwartungen schon kurze Zeit nach seiner Einführung. So wurde der Verwaltungsaufwand minimiert, die Bearbeitungszeiten bei Erstversorgungen liegen i.d.R. bei nur noch 1 bis 3 Tagen und konnten durchschnittlich um 65%, bei Verwendung des elektronischen Kostenvoranschlags sogar um 85% reduziert werden. Gerade eine kurze Bearbeitungszeit ist bei dem oft dringlichen Bedarf ein deutlicher Gewinn für die Patienten und ermöglicht dem Orthopädie-Schuhmacher die zeitnahe Anfertigung oder Anpassung der benötigten Hilfsmittel.

Die Versicherten haben – bei gegebener Indikation – Anspruch auf 2 Paar Spezialschuhe als Straßenschuhe alle 2 Jahre, und auf 1 Paar Hausschuhe alle 4 Jahre. Die aktuellen Nettopreise betragen ca. 95–126 € pro Paar, die Zuzahlung durch den Versicherten beträgt 86 € pro Paar (76 € bei Medikamentenzuzahlungsbefreiung) Straßenschuhe, und 50 € pro Paar (40 € bei Medikamentenzuzahlungsbefreiung) Hausschuhe.

Etwa 7.000 bei der DAK versicherten Diabetikern wird jedes Jahr spezielles Schuhwerk ärztlich verordnet. Der Anteil konfektionierter Spezialschuhe stieg seit 2008 auf gut 65% an, die durchschnittlichen Versorgungskosten konnten dadurch leicht gesenkt werden, so dass die Gesamtausgaben in diesem Leistungsbereich trotz leicht steigender Menge mit ca. 10 Millionen € konstant blieben.

5.4 Podologische Behandlung

Die podologische Behandlung („Fußpflege") gehört seit 2002 für Patienten mit diabetischem Fußsyndrom zum Leistungskatalog der gesetzlichen Krankenkassen. Die Auswertung der Abrechnungsdaten zeigt seit 2007 einen kontinuierlichen Anstieg bei der Inanspruchnahme der Podologie bei der DAK. Jährlich nehmen ca. 38.000 Patienten diese Behandlung zu Lasten der DAK in Anspruch, also die 5fache Anzahl im Vergleich zur Schuhversorgung. Dies lässt den Rückschluss zu, dass die podo-

Bitte nach Möglichkeit sofort per Fax ( ) zurücksenden
(bei Versendung per FAX ist eine Rücksendung per Post nicht notwendig)

Antwort

DAK
Hilfsmittel Kompetenz Zentrum

☐ Senden Sie mir die Arztinformation „Diabetischer Fuß" zu.

Diabetischer Fuß 2 - Antwort auf unsere Anfrage vom:

Versicherte/r:
KVNR:
Diagnose:

Geb.:
Bearbeitungs-Nr.:
Verordnung vom:

1. Die/der Versicherte leidet unter einer Neuropathie mit folgenden Befunden:
   - ❑ Spitz-Stumpf-Unterscheidung gestört
   - ❑ Warm-Kalt-Unterscheidung gestört
   - ❑ Reflexe (PSR; ASR) pathologisch
   - ❑ Stimmgabeltest: li. ___/8 re. ___/8
   - ❑ Sensibilitätsstörung
2. Die/der Versicherte leidet unter einer Angiopathie:
   ❑ nein ❑ leicht ❑ mittelgradig ❑ schwer
3. Folgende Zeichen einer erhöhten Gefährdung des Fußes liegen vor:
   ❑ Z.n. Ulcus ❑ Z.n. Amputation ❑ Hyperkeratose ❑ Sonstiges:____________________
4. Wie beurteilen Sie den bisherigen Mobilitätsgrad (vor der geplanten Versorgung)?
   - ❑ Uneingeschränkt mobil / berufstätig
   - ❑ Gehfähig über kurze Strecken außer Haus
   - ❑ Gehfähig nur im häuslichen Bereich
   - ❑ Nicht gehfähig
5. Ist die alternative Versorgung mit konfektionierten Diabetiker-Schutzschuhen mit Einlagen / diabetes-adaptierten Bettungen und ggf. Schuhzurichtungen möglich?
   - ❑ nein
   - ❑ ja, Diabetiker-Schutzschuhe mit Weichbettungseinlagen
   - ❑ ja, Diabetiker-Schutzschuhe mit diabetes-adaptierten Fußbettungen
6. Wenn nein, welche Befunde sprechen dagegen? Bitte Angabe des Fußbefundes mit Ausmaß der Fußdeformität, der Fähigkeitsstörung und ggf. weiterer versorgungsrelevanter Diagnosen/Befunde:

____

____

Stempel des Arztes:

Datum: Unterschrift:

Abb. 5.1: Fragebogen der DAK zur Kostenübernahme

logische Behandlung in hohem Maße bereits im Rahmen der Vorsorge verordnet wird. In Versorgungsstudien könnte untersucht werden, ob diese Vorsorgemaßnahme positive Auswirkungen auf den Verlauf der diabetischen Podopathie hat.

5.5 Ausblick

Die tiefer gehende Analyse der Daten zeigt weitere Potenziale. Beim Vergleich der Durchschnittswerte mit den isolierten Versorgungsdaten von spezialisierten Fußambulanzen fanden sich noch weitere Wirtschaftlichkeitsreserven, insbesondere durch die Verordnung von konfektionierten Spezialschuhen mit Standard-Einlagen (nur für diese liegt ein wissenschaftlich gesicherter Wirksamkeitsnachweis vor bei einer definierten Patientengruppe, siehe Kapitel 3, dieses Buch S. 29) statt mit diabetes-adaptierten Fußbettungen. So konnten die spezialisierte Einrichtungen deutlich kostengünstiger versorgen als der „Durchschnittsverordner". Auch scheint es regionale Besonderheiten zu geben bei der ärztlichen Verordnung von konfektionierten Spezialschuhen und handgefertigten Maßschuhen, die erklärungsbedürftig sind.

Die weitere Reduktion von Verwaltungsaufwänden und damit Bearbeitungszeiten ist durch die direkte Einbindung der Verordner in die elektronische Übermittlung der Versorgungsaufträge möglich, siehe auch Abb. 5.1. Die DAK testet derzeit mit Verordnern eine dafür geeignete elektronische Auftragsplattform.

Einige Fragen sind aus Sicht der DAK noch zu klären:

- Wie wird die Rezidivhäufigkeit durch die Versorgung mit konfektionierten Schuhen beeinflusst? Welche Rolle spielt hier z. B. die Podologie?
- Bei welchen Indikationen wird eine bessere Versorgung durch die diabetes-adaptierte Fußbettung erreicht im Vergleich zur Standard-Einlage?
- Sind die Dokumentationen aussagekräftig und praxis-tauglich? Welche Angaben sollte der Standard-Dokumentationsbogen enthalten?
- Welche Anforderungen haben die Verordner an die Ausgestaltung der DAK-Verträge zur PG 31, z. B. hinsichtlich der Kriterien zur Auswahl von Produkten und Lieferanten und der Einbettung in übergeordnete Verträge?

Durch die Standardisierung und Plausibilitätsprüfung der elektronisch gelieferten Daten im elektronischen Kostenvoranschlagsverfahren verfügt die DAK über eine homogene und qualitativ hochwertige Datenbasis. In Zusammenarbeit mit spezialisierten Einrichtungen kann die DAK diese Daten für die Versorgungsforschung nutzen. Die DAK erhofft sich daraus Impulse für die Fortentwicklung der Versorgungsleitlinie „diabetischer Fuß" und für die (Zusatz-)Qualifizierung der beteiligten Leistungserbringer. Schließlich könnten durch die Einbindung der Verordner in die Ausgestaltung der Hilfsmittel-Versorgungsverträge die Versorgungsprozesse sowie die Produkt- und Ergebnisqualität im Sinne aller optimiert und die Integration mit anderen Therapieformen verbessert werden.

Anmerkung des Herausgebers

Seit dem 1. 4. 2009 hat der Gesetzgeber den Ärzten und Krankenhäusern verboten, aus Depothaltung Hilfsmittel an ihre Patienten abzugeben. Ausgenommen sind

Hilfsmittel, die die Patienten in Notfällen benötigen, wie Gehstützen oder Therapieschuhe. Die Regelung soll der Korruption vorbeugen. Damit die Ärzte „unbeeinflusst von eigenen finanziellen Interessen entscheiden“ und „nicht von der Ausstellung einer Verordnung oder der Steuerung von Versicherten zu bestimmten Leistungserbringern profitieren können“, verbietet § 128 SGB V darüber hinaus den Leistungserbringern, wie Sanitätshäusern, Hörgeräteakustikern oder Orthopädieschuhmachern jegliche Zuwendungen an Ärzte. Die Abgabe von Hilfsmitteln über den „verkürzten Versorgungsweg“ ist jedoch weiterhin grundsätzlich erlaubt. Die Honorare, die Ärzte für die Mitwirkung an der Hilfsmittelversorgung erhalten, dürfen jedoch nicht von den betreffenden Leistungserbringern gezahlt werden, sondern müssen von den Krankenkassen direkt vergütet werden. Hierzu müssen die Ärzte Verträge mit den Kassen schließen, z. B. im Rahmen der „integrierten Versorgung“.

Das GKV-OrgWG sieht ein kassenübergreifendes „Präqualifizierungsverfahren“ für Leistungserbringer im Hilfsmittelbereich vor. Dieses ersetzt die bisherige Zulassung, wird jedoch im Gegensatz zu dieser spezielle Regelungen für die einzelnen Produktbereiche beinhalten, z. B. Anforderungen an die Qualifizierung und Fortbildung des Personals. Die Präqualifikation wird keine unbegrenzte Gültigkeit haben, sondern in regelmäßigen Abständen erneuert werden. Die Kassen können, sofern dies sachlich geboten erscheint und nicht gegen z. B. das Wettbewerbsrecht verstößt, beim Abschluss von Verträgen weitergehende Anforderungen stellen (siehe auch: Deutsches Ärzteblatt Jg. 106, Heft 5 vom 30. 1. 2009, Seite C 137; KNVO-aktuell April 2009, Seite 13).

Die Neuregelung des Medizinproduktgesetzes, die am 21. 3. 2010 in Kraft tritt, sieht vor, dass das Bundesinstitut für Arzneimittel und Medizinprodukte (BfArM) die vorgeschriebenen klinischen Prüfungen von Medizinprodukten beaufsichtigt, also auch von Produkten der PG 31 (siehe Kapitel 3). Insbesondere ist das BfArM für die Bewertung von unerwünschten Ereignissen, die durch Hilfsmittel hervorgerufen werden (siehe Kapitel 6), zuständig (Deutsches Ärzteblatt Jg. 106 vom 5. 6. 2009, Seite C 976).

6 Wie steht es um die Passform von orthopädischen Maßschuhen?

Karl Zink

6.1 Einleitung

Der orthopädische Maßschuh ist laut Definition des internationalen Verbands der Orthopädie-Schuhtechniker ein orthopädisches Hilfsmittel zur Rehabilitation und Versorgung bei pathologischen Zuständen des Fußes und muss vom Arzt verordnet werden. In der Produktgruppe 31 des Heil- und Hilfsmittelverzeichnisses der GKV heißt es: „Der orthopädische Straßenschuh für einen zu versorgenden Fuß ist ein fester Schuh, als Halbschuh oder Stiefel gearbeitet, bis 15 cm hoher Schaft, für den Gebrauch als Alltagsschuh auch außer Haus. Der orthopädische Maßschuh beinhaltet eine entsprechende Bettung, eine verlängerte Hinterkappe und ein Lederfutter". Als Indikation werden unter anderem eine erhebliche Störung der Durchblutung und der nervalen Versorgung genannt und dies ist auch der Hauptverordnungsgrund bei Patienten mit Diabetes mellitus.

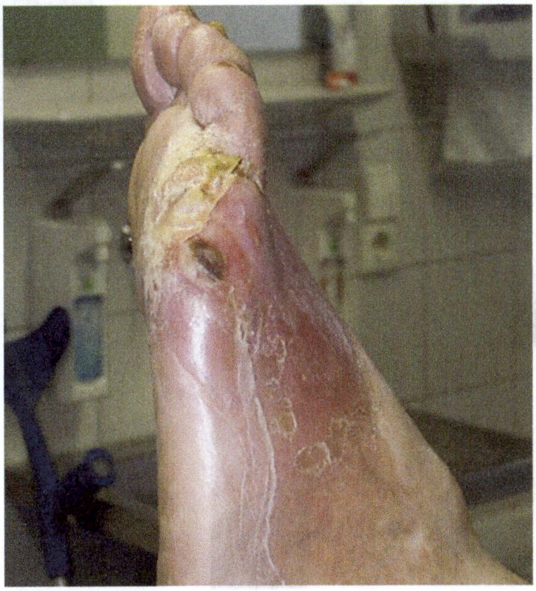

Abb. 6.1: Laterales Ulkus durch Schuhdruck verursacht.

Der Schuh soll in der Primär- und Sekundärprävention bei Patienten mit distaler sensibler Polyneuropathie und PAVK das Erstauftreten bzw. das Rezidiv einer Fußwunde vermeiden. Laut den Richtlinien der Arbeitsgemeinschaft Diabetischer Fuß in der DDG soll ein Maßschuh erst dann eingesetzt werden, wenn auf Grund der Fußdeformität bzw. der Fußform oder auch einer Funktionsstörung eine Versorgung mit einem konfektionierten Schutzschuh nicht mehr möglich ist. Die Passform des orthopädischen Maßschuhs und die Druckreduktion der Bettung sind natürlich ganz entscheidende Qualitätsmerkmale, um das Auftreten von Läsionen zu vermeiden. Eine schlechte Passform kann sehr schnell zu Randstrahlulzerationen im Bereich des ersten und fünften Metatarsalköpfchens (MTK) führen (Abb. 6.1), ebenso zu Läsionen zwischen und auf den Zehen (Abb. 6.2a, b). Wenn der Schuh zu kurz angefertigt wurde, besteht auch das Risiko für Läsionen an den Zehenspitzen (Abb. 6.3). Entsprechende Scheuerstellen sind auch häufig im Schuh zu erkennen, hierzu sollte ein beweglicher Spiegel benutzt werden (Abb. 6.4a, b). Eine nicht suffizent entlastende Bettung wird plantare Läsionen entstehen lassen.

Um eine gute Passform und Anmodellierung des Schuhs und der Bettung an den Fuß zu gewährleisten, wird bei der Erstanfertigung ein für den Patienten individuelles Leistenpaar hergestellt. Am besten erfolgt die Maßabnahme am Fuß durch ein Gipsmodell, welches dann mit einer Leistengießmasse ausgegossen wird. Durch das Nach-

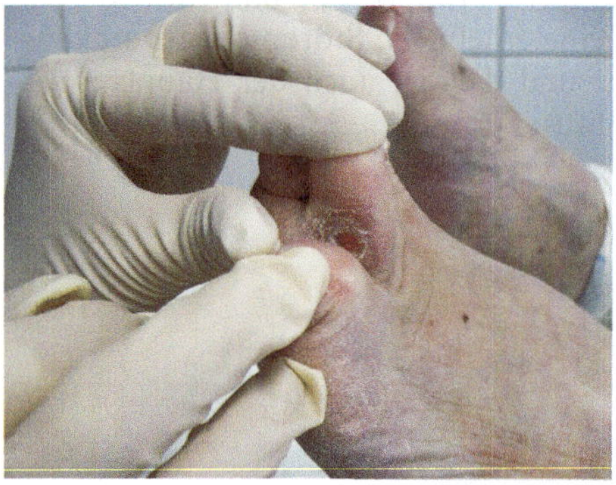

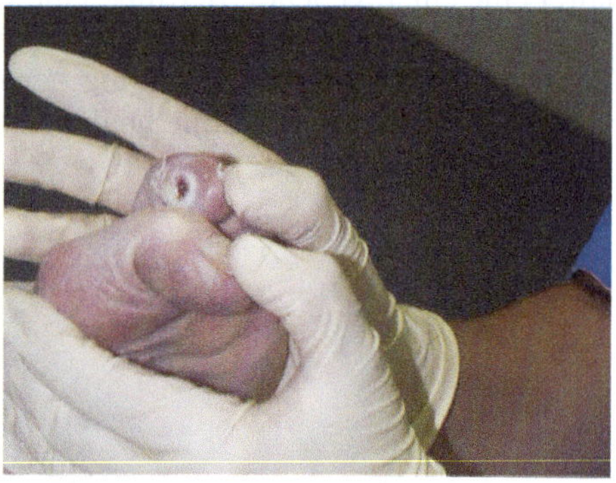

Abb. 6.2a, b: Interdigitale Ulzerationen durch zu enges Maßschuhwerk verursacht.

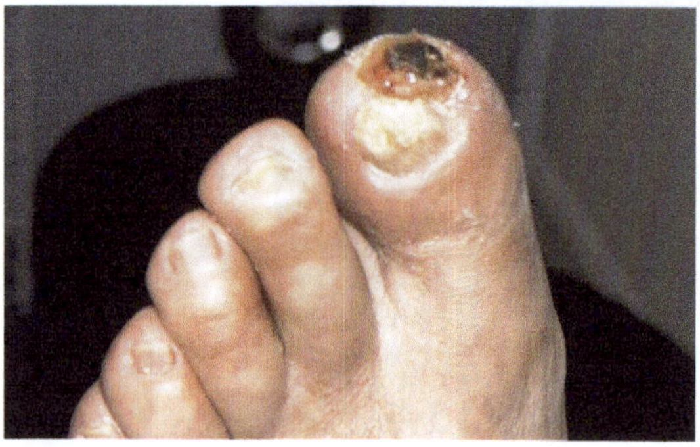

Abb. 6.3: Spitzenulzeration durch zu kurzen Maßschuh.

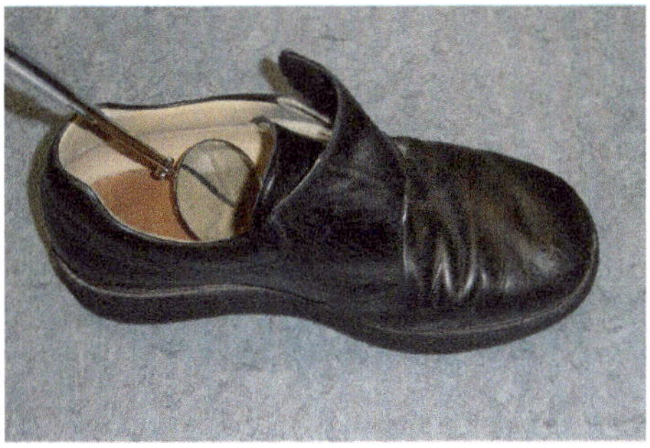

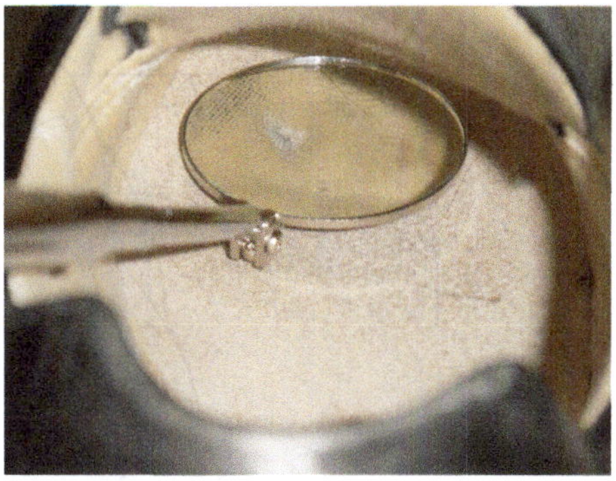

(a) (b)

Abb. 6.4 a, b: Untersuchung des Schuhs mit einem beweglichem Spiegel und entsprechende Scheuerstelle im Schuh. Diese befindet sich im Dach der Zehenbox und ist ohne Spiegel nicht sichtbar.

arbeiten am Leistenmodell wird z. B. durch Längenzugaben und Auflegen von weiterem Material seitlich für prominente Knochenvorsprünge entsprechender Platz geschaffen, plantar werden Stufen zur vermehrten Druckaufnahme in den Leisten geschliffen. Durch ein Gehprobenmodell kann der Schuhmacher (und ggf. auch der Arzt) vor der endgültigen Schuhanfertigung die Passform des Schuhs und der Bettung am Patientenfuß nochmals überprüfen.

Trotz all dieser Maßnahmen muss im klinischen Alltag leider allzuoft festgestellt werden, dass das, was der Maßschuh in erster Linie tun soll, nämlich passen, in keinster Weise erfüllt ist.

6.2 Studienaufbau

Wir untersuchten daher die Passform und Druckreduktion von orthopädischen Maßschuhen, indem wir Brandsohlenumriss und Fuß miteinander verglichen und die erreichte plantare Druckreduktion mit dem Fastscan-System überprüften. Hierzu wurden alle Patienten mit extern angefertigten orthopädischen Maßschuhen eingeschlossen, die im zweiten Halbjahr 1996 bei uns behandelt wurden: 9 Männer, 10 Frauen, mittleres Alter 63 Jahre, mittlere Diabetesdauer 17 Jahre. 8 Patienten mit diabetischem Fußsyndrom, u. a. 3 Charcot-Füße, 13 Patienten mit distaler sensibler Polyneuropathie. Das Alter der Schuhe betrug im Mittel ein Jahr.

Wir haben die Fußbettungen aus den Maßschuhen herausgenommen und den Fuß im Sitzen auf die Bettung gestellt, so dass der Fuß auf den Schweißspuren zu liegen kam. Es wurde sowohl die Übereinstimmung des Brandsohlenumrisses im Klein- und Großzehenbereich, im Ballenbereich medial und lateral als auch die Schuhlänge überprüft. Es wurden folgende Kategorien gebildet:

- ausreichende Passform
- überstehend bis 0,5 und 1 cm
- überstehend mehr als 1 cm

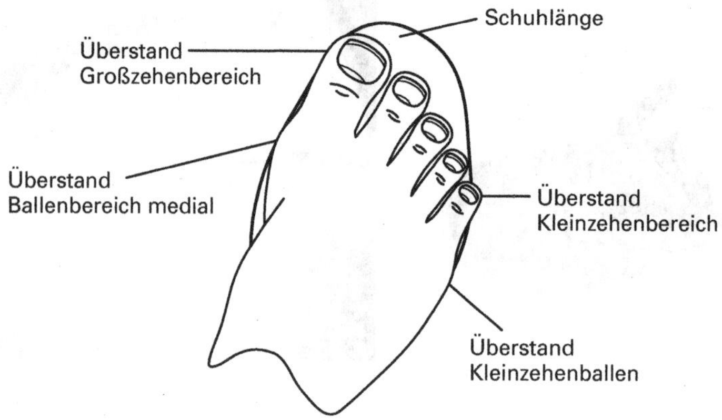

Abb. 6.5: Messpunkte am Fuß.

Als zu kurz wurde ein Schuh bewertet, wenn die Großzehe am Bettungsrand zu liegen kam (normalerweise wäre hier ein Abstand von 1–1,5 cm zu fordern). Weiter erfolgte eine Nullmessung in einem Neutralschuh und im orthopädischen Maßschuh. Die erreichte Druckreduktion des Maximaldruckes unter dem ersten Zeh (digitus I), dem 2.–5. Zeh (digitus II–V), sowie im Metatarsalebereich wurde errechnet. Weiter wurden der verordnende Facharzt sowie Kontrollen des orthopädischen Maßschuhs durch Arzt und Schuhmacher erfragt.

6.3 Studienergebnisse

Die Ergebnisse dieser Untersuchung waren insgesamt erschreckend. Obwohl die verordnenden Ärzte gehalten sind, ihre verordneten Hilfsmittel zu überprüfen, fand dies bei 11 von 19 Patienten nicht statt. Bei den verbliebenen acht Kontrollen wurde einmal der Schuh überhaupt nicht ausgezogen. Beim Orthopädieschuhmacher wurden ebenfalls sieben Paar Schuhe ohne Kontrolle abgegeben, auch hier einmal ohne den Schuh auszuziehen. 16 von 19 Paar Schuhen waren mit harten Vorderkappen gebaut worden, nur bei drei Schuhen war darauf verzichtet worden. Die Passform

Tab. 6.1: Gemessene „Überstände“ des Fußes in den entsprechenden Fußzonen.

Überstand	DI re	DI li	MTK I li	MTK I re	DV re	DV li	MTK V re	MTK V li
keiner	14	10	11	12	9	7	9	10
bis 0,5 cm	2	4	4	3	4	4	2	3
bis 1 cm	2	3	3	3	2	5	6	3
über 1 cm	1	1	1	0	4	2	2	2

DI: 1. Zeh, DV: 5. Zeh, MTK I: 1. Metatarsalköpfchen, MTK V: 5. Metatarsalköpfchen

war ebenfalls schlecht. Drei Paar Schuhe waren zu kurz angefertigt (Abb. 6.6a, b), nur zwei der orthopädischen Maßschuhe waren im Vorfußbereich ausreichend breit, bei sechs Schuhen betrug der Überstand im Bereich der Kleinzehe mehr als 1 cm! (siehe Tab. 6.1 und Abb. 6.7–11 b).

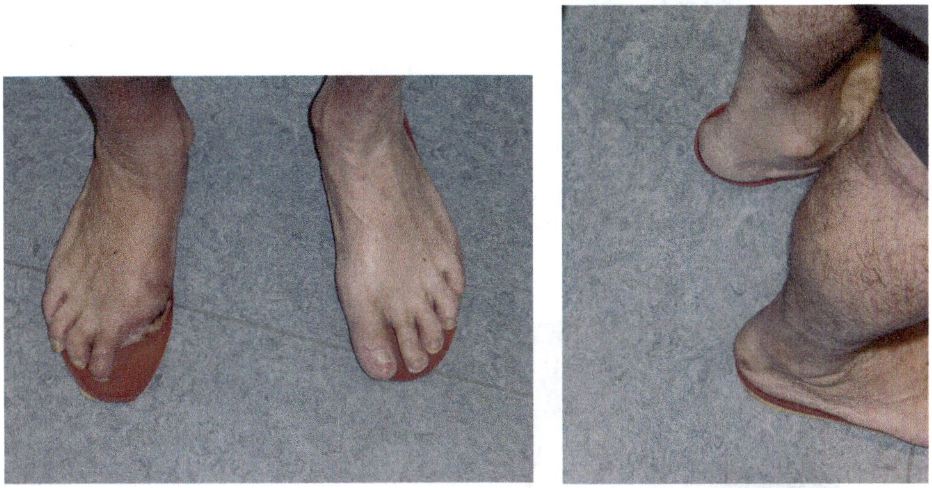

(a) (b)

Abb. 6.6 a, b: Patient steht auf seinen Fußbettungen. Die Füße wurden auf der Schweißspur in Position gebracht. Links steht die Großzehe über das Fußbett hinaus.

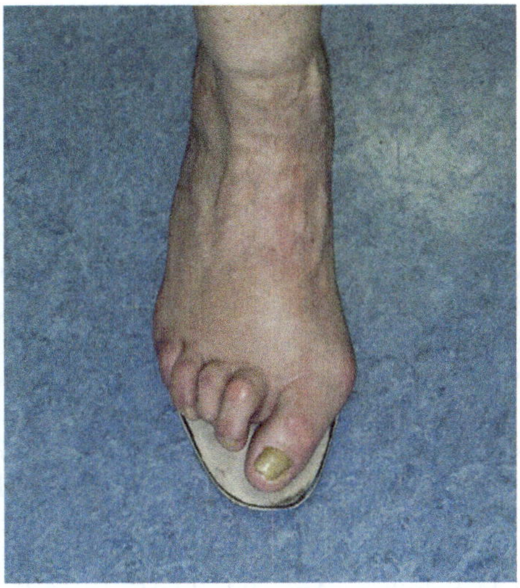

Abb. 6.7: Erheblich zu schmal angefertigter Maßschuh bei Spreizfuß mit Hallux valgus und ausgeprägten Krallenzehen.

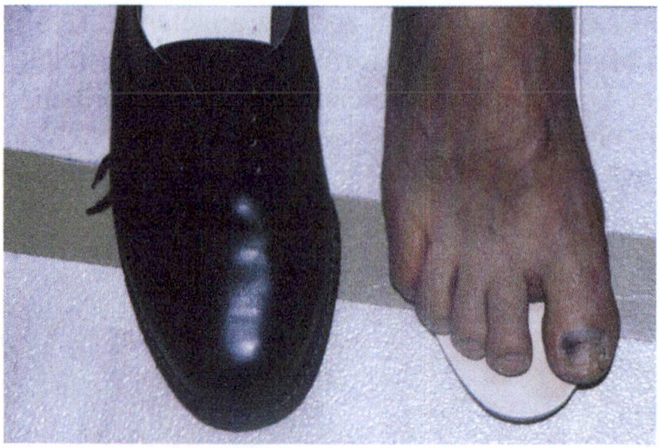

Abb. 6.8: Erheblich zu schmal angefertigter Maßschuh. Gut zu erkennen ist das Hämatom unter dem Großzehennagel. Dieser Patient wäre sicherlich mit einem Schutzschuh besser versorgt gewesen.

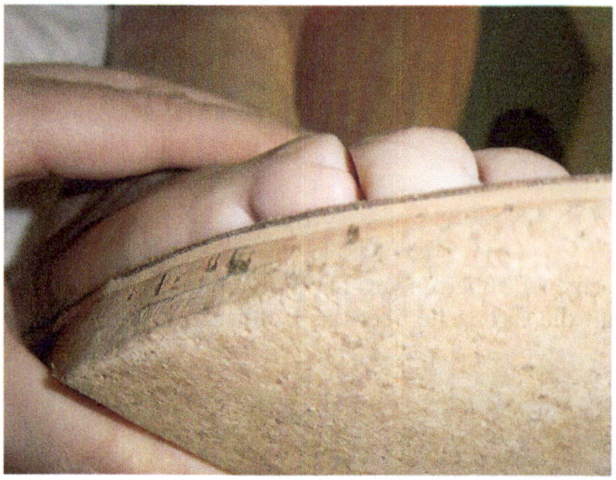

Abb. 6.9: Kleinzehe und MTK V stehen mindesten zur Hälfte auf der Bettungskante.

Die Verordnungen wurden 11-mal von Orthopäden, 5-mal von Allgemeinärzten, 2-mal von Chirurgen und 1-mal vom Dermatologen vorgenommen. Es war kein Unterschied in Abhängigkeit vom Verordner in der Passform festzustellen. Dies widerlegt auch die häufige Forderung der Krankenkassen, orthopädische Maßschuhe seien nur von Orthopäden zu verordnen, wofür es übrigens auch keinerlei gesetzliche Grundlage gibt.

Die erreichte Druckreduktion ließ ebenfalls zu wünschen übrig. Die AG Diabetischer Fuß in der DDG fordert für die Weichbettungen in den Schutzschuhen eine Druckreduktion von mindestens 30 Prozent. Dies war im Metatarsalebereich rechts von insgesamt 11 Schuhen, links von 10 Schuhen erreicht worden. Im Kleinzehenbereich rechts bei 14 und links bei 11 Schuhen. Am schlechtesten war die Druckreduktion unter der Großzehe. Links erreichten die 30 Prozent Druckreduktion 6 Schuhe, rechts 8 Schuhe. Im Mittel betrug die Druckreduktion im Metatarsalebe-

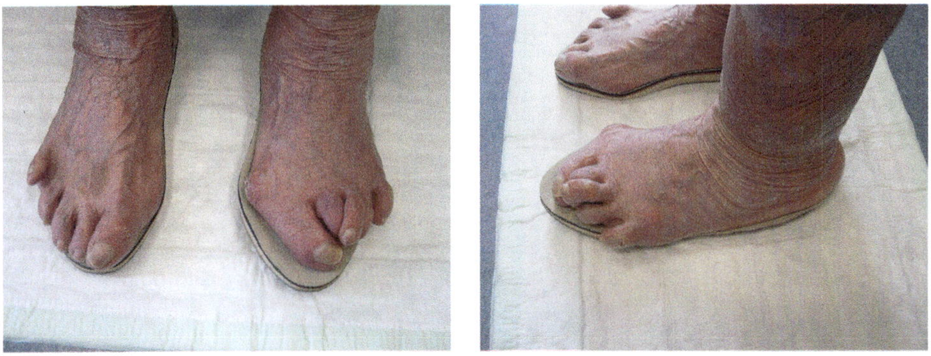

(a) (b)

Abb. 6.10 a, b: Hier sind die drohenden Ulzerationen am MTK I und DV links schon zu erkennen.

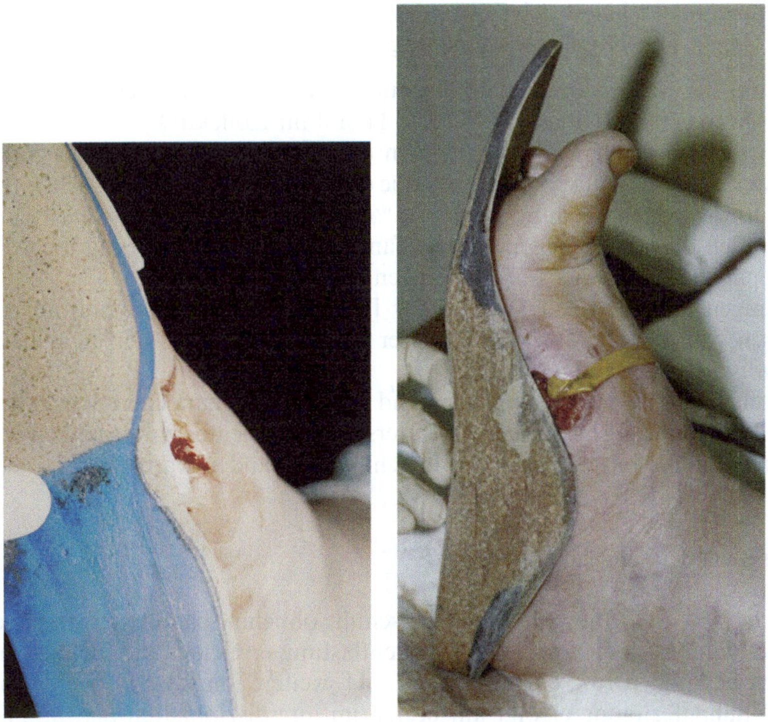

(a) (b)

Abb. 6.11 a, b: Am Fußbett entstandene Ulzerationen, rechts wurde die Sohlenversteifung als Kohlefaserplatte direkt auf der Bettung angebracht und dann beschliffen, was den Rand messerscharf machte.

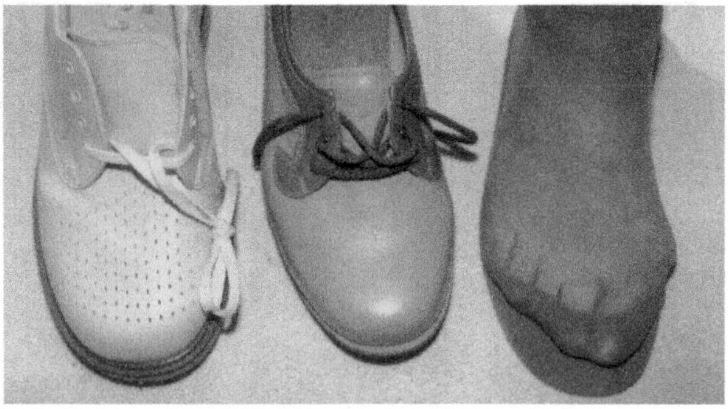

Abb. 6.12: In der Mitte zu schmal angefertigter und spitz zulaufender orthopädischer Maßschuh. Links ein konfektionierter Schutzschuh, der mehr Raum bietet als der Maßschuh.

reich beiderseits 34 %, unter den Kleinzehen rechts 30 % und links 24 %. Unter der Großzehe nahm der Druck im Maßschuh im Mittel rechts um 98 % zu, links um 10 %.

Zusammenfassend lässt sich sagen, dass die meisten von uns überprüften Schuhe bzgl. Passform und Druckentlastung ungenügend waren:

- nur zwei der orthopädischen Maßschuhe waren im Vorfußbereich ausreichend breit (deswegen ein Ulkus am MTK V lateral im Kollektiv)
- Gefährdung durch harte Vorderkappen bei 13 orthopädischen Maßschuhen
- nur zwei der orthopädischen Maßschuhe erreichten unter allen kritischen Punkten die geforderte Druckreduktion von 30 % (deswegen ein Rezidivulkus plantar)
- Kontrollen der abgegebenen Schuhe fanden bei der Auslieferung bei Arzt und Orthopädieschuhmacher nur ungenügend statt
- bei einigen Patienten wäre gemäß der Indikation ein Schutzschuh ausreichend gewesen; von der Passform wäre dieser besser gewesen als der angefertigte orthopädische Maßschuh (Abb. 6.12)
- wahrscheinlich ist es nur dem Umstand der noch vorhandenen Sensibilität und guten Durchblutung bei einigen der untersuchten Patienten zu verdanken gewesen, dass nicht mehr Läsionen durch die Schuhe entstanden waren.

6.4 Wie kann dem abgeholfen werden?

Nicht nur, dass die orthopädischen Maßschuhe ohnehin schon teuer sind, wenn sie nicht die Passform haben und die Druckentlastung erreichen, die für die Füße des Patienten benötigt wird, verursachen sie u. U. weitere immense Folgekosten.

Die Schuhanfertigung erfolgt am besten im interdisziplinären Setting zwischen Arzt, Orthopädieschuhmacher und Patient. Hier lassen sich am besten die Erfordernisse an den Schuh besprechen, der Patient kann entsprechende Schuhe als Modell gezeigt bekommen und weiß, worauf „er sich einlässt“. Insbesondere kann der Patient auch über die erforderliche Schuhlänge und -breite aufgeklärt werden.

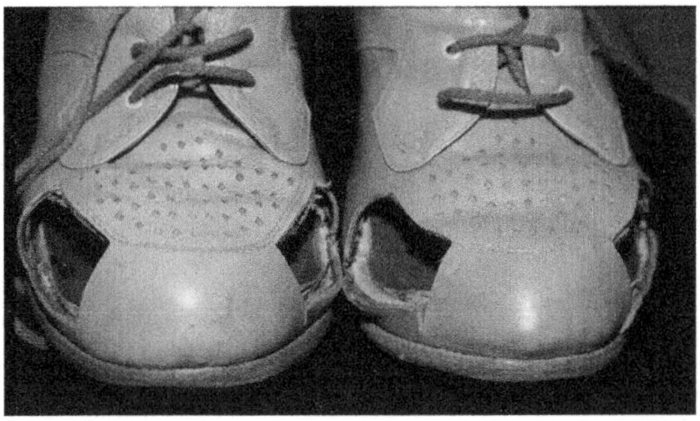

Abb. 6.13: Die mehrmaligen Aufforderungen, den zu schmal angefertigten Schuh abzuändern beantwortete der Orthopädieschuhmacher mit einer „Fensterung" seiner Schuhe.

Bei der Anprobe des Gehprobenmodells sollten gerade die Punkte der erforderlichen Breite und Länge nochmals geprüft werden und der Schuhmacher sollte sich durch den Patienten nicht dazu verleiten lassen, jetzt am Brandsohlenumriss an der Breite etwas abzunehmen, weil der Patient den zu breiten Schuh bemängelt.

Die Orthopädieschuhmacher müssen in Sachen diabetischer Fuß besser geschult werden. Hier wurden gerade in den letzten Jahren doch erhebliche Anstrengungen unternommen.

Die verordnenden Ärzte müssen ebenfalls geschult werden und sich mit der Verordnung von orthopädischen Schuhen vertraut machen. Ist die Zusammenarbeit räumlich nicht möglich, muss der Schuhmacher zumindest genaue Anweisungen erhalten, wie der Schuh auszusehen hat. Hier kann ein entsprechendes Merkblatt als Zusatz zur Verordnung hilfreich sein (Anhang 6.1).

Die verordneten Ärzte müssen ihre verordneten Maßschuhe kontrollieren und erforderliche Änderungen beim Schuhmacher auch durchsetzen. Da wir viele Maßschuhe in der Fußambulanz überprüfen, haben wir auch hierzu ein Formblatt entworfen (Anhang 6.2). Leider werden häufig bei der Abnahme beanstandete Kritikpunkte vom Schuhmacher nur ungern umgesetzt, da dies mit Kosten verbunden ist, insbesondere dann, wenn der gesamte Schuhboden zur erforderlichen Schuhverbreiterung neu gebaut werden muss. Oft werden halbherzige Dehnungs- und Weitungsversuche unternommen, diese reichen aber meist nicht aus. Manche Schuhmacher behelfen sich dann auch durch sehr ungewöhnliche Maßnahmen (Abb. 6.13).

So sah es der MDK

Dr. Eymann vom Medizinischen Dienst der Krankenkassen Mittelrhein–Pfalz hat 1997/98 unter anderem 64 Paar orthopädische Maßschuhe untersucht; 20% der Schuhe wiesen schwere Mängel auf. Sie hatten keine Passform und waren mangelhaft verarbeitet – ohne Nachbesserungsmöglichkeit (Orthopädieschuhtechnik 2004, Heft 6, Seite 10).

Erläuterung zur Verordnung von Maßschuhen

Name, Vorname: ______________________________ **geb.** ____________

Rezept: **1 Paar orthopädische Schuhe nach Gipsabdruck**

❐ (Halbschuh)
❐ (Knöchelstiefel, zur Fixierung des Fußes auf der Bettung)
❐ (Schnürstiefel, zur Fixierung des Fußes auf der Bettung)
❐ und elektronischer plantarer Fußdruckmessung mit stark druckentlastender und druckumverteilender Fußumbettung mit Abrollsohle
❐ (Mittelfußrolle)
❐ (Ballenrolle)
❐ (Schaukelrolle)

mit Sohlenversteifung (Scherkraftreduktion)
ohne Vorderkappe, allenfalls Stoßkappe

mit Polsterung im Bereich der Zehen

❐ D I	❐ D II	❐ D III	❐ D IV	❐ D V	rechts
❐ D I	❐ D II	❐ D III	❐ D IV	❐ D V	links

mit Polsterung der Metatarsaleköpfchen

❐ MTK I	❐ MTK II	❐ MTK III	❐ MTK IV	❐ MTK V	rechts
❐ MTK I	❐ MTK II	❐ MTK III	❐ MTK IV	❐ MTK V	links

mit durchgehender Polstersohle (zur Mikroentlastung) aus Neopren
mit beidseitiger Hinterkappenverlängerung zur Rückfußfixierung

mit Versteifung über ❐ Innenknöchel ❐ Außenknöchel
mit Polsterung (zur Fixierung des USG)

❐ Arthrodesenversorgung (USG und OSG-Fixierung)
❐ Einbauteil
❐ Walklasche
❐ Porokrepausführung zur Stoßdämpfung

Wichtig: Ausreichende Breite im Vorfußbereich (Fuß muß komplett auf Bettung liegen !!!)

Diagnosen:

❐ diabetischer Fuß bei distaler sensibler Polyneuropathie
❐ mit gleichzeitig vorliegender Durchblutungsstörung
❐ Sekundärprophylaxe bei ❐ Z. n. Zehenamputation
❐ Vorfußamputation
❐ rechts ❐ links
❐ Z. n. Malum perforans
❐ rechts ❐ links
❐ Primärprophylaxe
❐ bei ausgeprägter
❐ Spreiz-Senkfuß-Deformität (Modularschuh in Breite nicht ausreichend)
❐ Hohlfuß-Deformität (Modularschuh kann Fußvolumen nicht aufnehmen)
❐ Zehen-Deformität (Modularschuh in Höhe nicht ausreichend)
❐ Osteoarthropathie mit ❐ stattgehabten Spontanfrakturen
❐ drohenden Spontanfrakturen

Anhang 6.1: Erläuterungsblatt zur Verordnung von orthopädischen Maßschuhen.

Orthopädische Schuhversorgung von Herrn / Frau ______________________

Oben genannte/r Patient/in befand sich wegen seines Diabetes mellitus in unserer stationären / ambulanten Behandlung. Wegen Fußproblemen wurden orthopädische Maßschuhe angefertigt. Diese müssen aufgrund des Diabetes besondere Kriterien erfüllen und müssen exakt angepasst sein, da eine bestehende oder sich entwickelnde Polyneuropathie einen Sensibilitätsverlust herbeiführen kann. Druckschäden können deshalb vom Patienten nicht mehr wahrgenommen werden, auch kann der Patient keine zuverlässige Auskunft über die Passform des Schuhes geben.

Die Schuhe des Patienten wurden überprüft, hierbei fielen folgende Kritikpunkte auf:

❐ Bettung im Vorfußbereich zu schmal (Fuß liegt nicht komplett auf Bettung) ❐ re ❐ li

❐ Bettung insgesamt zu hart (es sollte mehr Polstermaterial aufgebracht werden)

❐ Bettung zu dünn im Vorfußbereich (unzureichende Polsterwirkung)

❐ bei Hallux valgus sollte die Bettung eine seitliche Entlastungslasche aufweisen, die bis kurz hinter das Metatarsale-I-Köpfchen reicht, um es vor Druckeinwirkung zu schützen.

❐ schlechte Anmodellierung des Längsgewölbes ❐ re ❐ medial ❐ lateral
❐ li ❐ medial ❐ lateral

❐ fehlende bzw. unzureichende Entlastung der Metatarsale-Köpfchen
❐ re I II III IV V (Entlastungsstufen, Weichpolsterung)
❐ li I II III IV V

❐ fehlende bzw. unzureichende Entlastung der Großzehe plantar ❐ re ❐ li

❐ fehlende bzw. unzureichende Entlastung der Zehenspitzen
❐ re I II III IV V (Entlastungsstufen, Weichpolsterung)
❐ li I II III IV V

❐ Schuh zu flach ❐ Schuh zu kurz

❐ bei Diabetes keine Vorderkappen (müssen entfernt werden!)

❐ sonstiges: ____

____

Die oben angegebenen Kritikpunkte sollten unbedingt sofort abgeändert werden und bei einer Neuanfertigung beachtet werden, ansonsten drohen schuhbedingte Fußverletzungen.

____

Dr. med.

Anhang 6.2: Formblatt zur Abänderung von Maßschuhen.

7 Praktische Anleitung zur Behandlung und Schuhversorgung des Charcot-Fußes

Ernst Chantelau, Uwe Rhefus

7.1 Einleitung

Der Begriff „Charcot-Fuß“ bezeichnet die ungewöhnlich ausgedehnten Zerstörungen, ja Zertrümmerungen des Fußskelettes, die nach Stressfrakturen lasttragender Knochen bei Patienten mit schwerer Sensibilitätsstörung der Füße und Beine, z. B. bei diabetischer Podopathie, manifest werden können (vgl. Kap. 10). Die Tarsalknochen und die Tarsometatarsalgelenke sind am häufigsten betroffen (Abb. 7.1), die Behandlung ist konservativ [7, 9, 10].

Die Heilung solcher Fuß-Frakturen geht meist mit Deformierungen einher, bzw. mit Gelenk-Versteifung bei transartikulären Frakturen, und mit mehr oder weniger ausgeprägten Funktionseinbußen des Fußes (Defektheilung). Typisch für den Charcot-Fuß sind Knochen-Vorwölbungen im Bereich der Fußsohle; der Fuß wird dann als Tintenlöscher- oder Schaukelfuß (s. u.) bezeichnet. Diese Deformierungen und Funktionseinbußen können nur partiell durch orthopädische Schuhversorgung ausgeglichen werden.

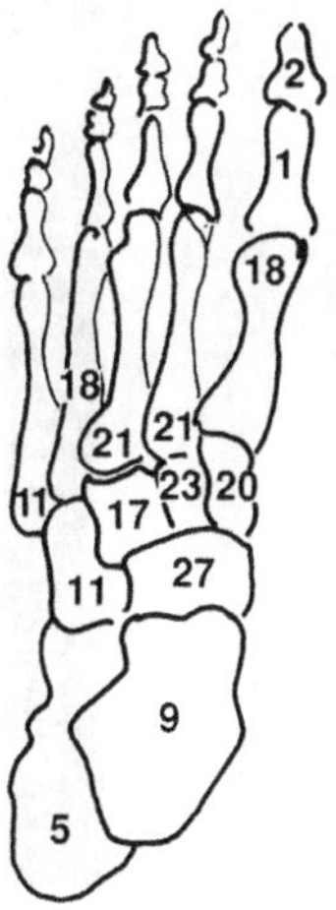

Abb. 7.1: Verteilung von 204 Charcot-Frakturen: meist sind die Knochen und Gelenke im Mittelfuß (Metatarsalknochen und -Gelenke) betroffen.

7.2 Akuter, aktiver Charcot-Fuß: Behandlung mit Gehgips

Als „akuter“ Charcot-Fuß wird die relative schmerzarme, geschlossene Fraktur, zumeist eines oder mehrerer Metatarsalknochen bezeichnet [7]. Andere lasttragende Fußknochen können auch gebrochen sein, ebenso lasttragende Fußgelenke. Das klinische Bild wird – neben der relativen Schmerzarmut, die die Patienten nicht daran hindert, auf dem gebrochenen Fuß weiter umherzugehen – von den Zeichen einer geschlossenen Trümmerfraktur beherrscht, der lokalen Entzündung mit erheblicher Überwärmung, Rötung und Schwellung (Abb. 7.2a).

Ursache des Lokalbefundes (Abb. 7.2b) ist die Fraktur mit Austritt von Blut (Frakturhämatom!), Knochenmark, Gelenkflüssigkeit etc. aus den Knochen – und Gelenkstrukturen in die umgebenden Fußweichteile. Es resultiert eine Abräumentzündung (Eichenholtz Stadium I und II). „Die Frakturheilung verläuft (...) nach einer festgelegten zeitlichen Reihenfolge. Die verschiedenen Stadien können durch äußere Faktoren (Weichteilschaden, Immobilisierung) beeinflusst werden. Unmittelbar nach der Hämatombildung wird die Entzündungsphase/Entzündungsreaktion eingeleitet. Kurz danach beginnen die (...) Prozesse der desmalen und chondralen Ossifikation (...).“[5].

Die Behandlung des akuten Charcot-Fußes (Stadium I und II nach Eichenholtz) besteht in der Unterbindung jeglicher weiterer Traumatisierung des gebrochenen Fußskeletts, sowie in dessen Ruhigstellung und Fixierung in der physiologischen Neutralposition (90° Winkel). An eine Reponierung der gebrochenen Skelettanteile bzw. Osteosythese ist wegen der meist umfangreichen Knochenzertrümmerung nicht zu denken. Die „transtarsale Korrekturosteotomie in Kombination mit perkutaner transartikulärer Fixation durch Schrauben im Bereich des Mittelfußes und der Fuß-

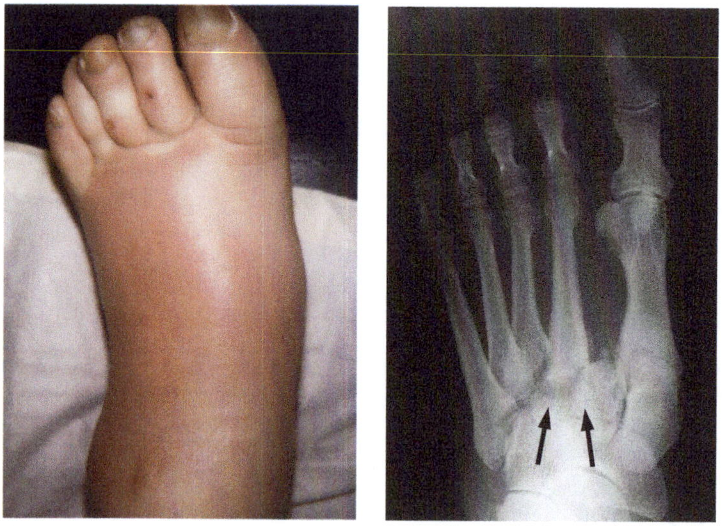

(a) (b)

Abb. 7.2: (a) Akuter, aktiver Charcot-Fuß. (b) Röntgenbild zu (a), Pfeile bezeichnen Frakturen.

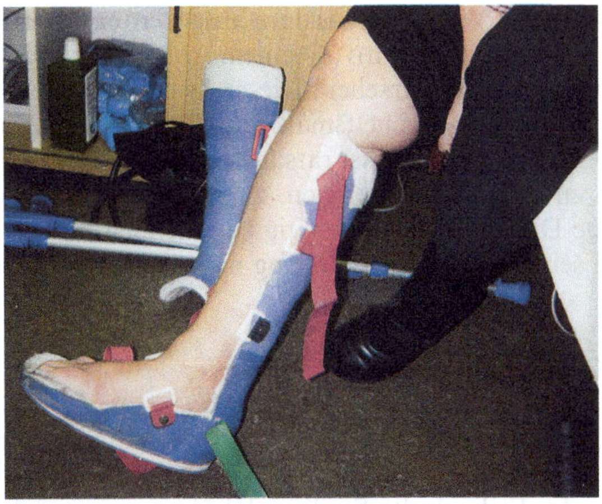

Abb. 7.3: 2-Schalen-Gehgips, offen.

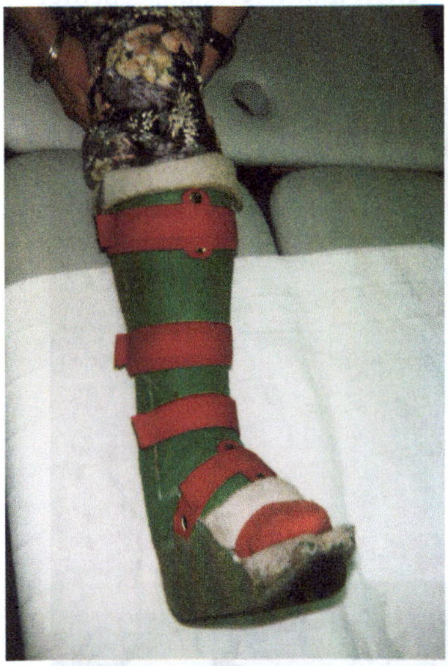

Abb. 7.4: 2-Schalen-Gehgips, geschlossen, in Gebrauch.

wurzel" [2] ist wenig erfolgreich: in ca. 40% der Fälle kam es in der Studie von Beham et al. [2] „zum Implantatversagen mit Schraubenbruch".

Das gebotene konservative Vorgehen ist dasselbe wie bei sonstigen Fußfrakturen, die von einer operativen Behandlung nicht profitieren [4]: nach Abschwellen des Fußes – bewirkt durch absolute Bettruhe und absolutes Belastungsverbot von einigen Tagen Dauer – wird ein Gipsverband angelegt. Dieser Gipsverband wird als zirkulärer Unterschenkel-Gehgips angewickelt, und nach dem Aushärten der Länge nach aufgesägt und in zwei Schalen geteilt. Beide Schalen werden mit geeignetem Schaumstoffmaterial ausgepolstert, und mit Verschlussbändern ausgestattet. Die rückwärtige Schale, die auch die Fußsohle aufnimmt, wird mit einem Abrollhöcker (z. B. einem Gummipuffer) im Bereich der Laufsohle versehen. Dieser Zweischalen-Unterschenkel-Gehgips (Abb. 7.3 und 7.4) wird zur – behelfsmäßigen – Fortbewegung angelegt, und kann zur Nachtruhe abgelegt werden. Es ist ratsam, beim Gehen mit dem Gehgips zwei Unterarmgehstützen zu Hilfe zu nehmen. Engmaschige Gipskontrollen sind erforderlich, um etwaige Druckstellen rechtzeitig zu erkennen (die der Patient unter Umständen aufgrund seiner Sensibilitätsstörung nicht bemerken kann).

7.3 Chronischer, inaktiver Charcot-Fuß: Schuhversorgung

Nach 2–17 Monaten (je nach tatsächlicher, völliger Ruhigstellung im Gips!) sind die Frakturen meist geheilt, die mittlere Heilungsdauer beträgt 5 Monate [1, 4]. Dann ist der Charcot-Fuß in das Eichenholtz-Stadium III übergegangen, die Osteolysen und Entzündungszeichen sind völlig verschwunden. Das Röntgenbild zeigt die knöcherne Durchbauung der Fraktur(en), der Fuß ist fixiert deformiert und versteift und nicht mehr überwärmt (chronischer, inaktiver, „ausgeheilter" Charcot-Fuß, Abb. 7.5).

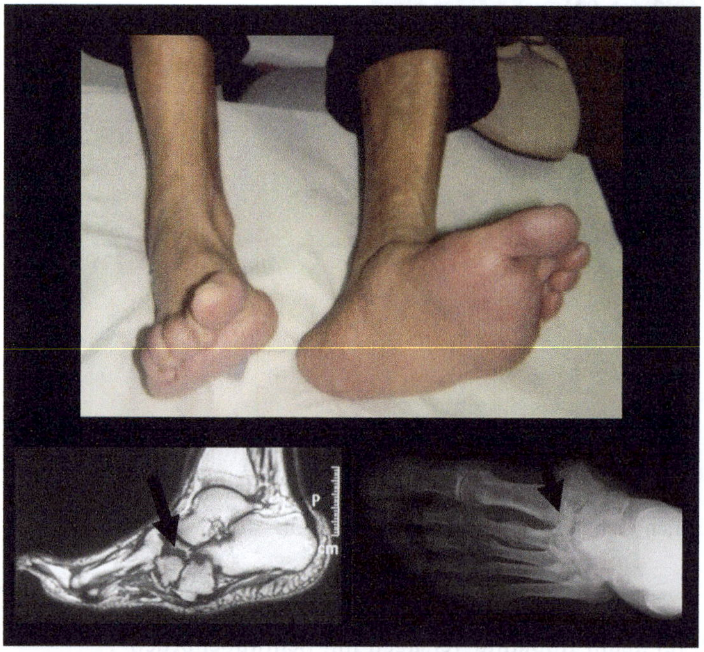

Abb. 7.5: Ausgeheilter Charcot-Fuß: klassische Indikation für Vollkontaktbettung plus Schuhbodenversteifung plus Mittelfußrolle. Das Röntgenbild zeigt die knöcherne Durchbauung von transartikulären Mittelfußfrakturen mit erheblicher Skelett-Deformierung (Pfeil, rechts unten). Die MRT (T1-Wichtung: Fett ist hell, Wasser dunkel dargestellt) zeigt die irreguläre Anordnung der Mittelfußknochen, Gelenkluxationen und Knochenfragmente mit Flüssigkeitsansammlungen im Bereich der Kontaktflächen (Pseudarthrosen), (Pfeil, links unten).

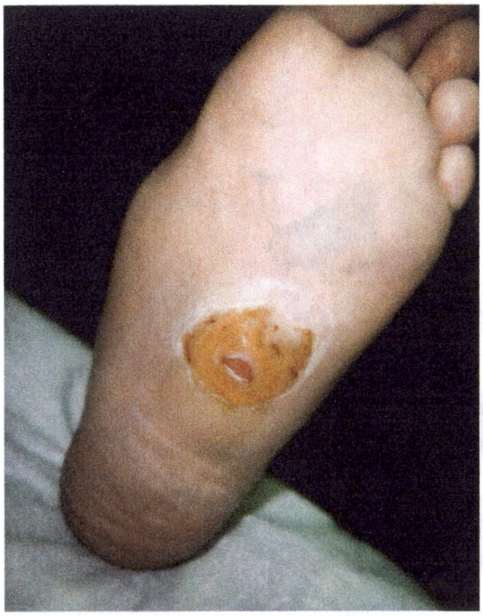

Abb. 7.6: Druckulkus bei Charcot-Fuß mit kollabiertem Längsgewölbe (sog. Tintenlöscher- oder Schaukel-Fuß).

Die Defektheilung mit Versteifung und Deformierung des Charcot-Fußes bedingt, dass ein solcher Fuß nicht mehr in seiner natürlichen Funktion gebraucht werden kann:

a) ist das Längsgewölbe durchgebrochen, kann der nackte Fuß nicht einmal mehr auf einen ebenen, festen Untergrund aufgesetzt werden, ohne Hautverletzungen zu riskieren (Abb. 7.6);
b) Zehenstand bzw. Abwicklung/Abstoßen des Fußes in den Zehengrundgelenken beim Gehen ist unmöglich, d. h. Beschleunigung/Propulsion beim Gehen ist nicht möglich, man kann nur stapfen;
c) Beugung der Zehengrundgelenke, z. B. bei knieender Position, ist unmöglich;
d) die Stoßdämpfung beim Aufsetzen des Fußes auf den Boden, bzw. beim Abstoßen des Fußes vom Boden, ist nicht mehr gegeben.

Ein Charcot-Fuß kann also bestenfalls noch als Stelze dienen, und in dieser restlichen Fußfunktion nicht ohne eine geeignete schuhtechnischen Versorgung benutzt werden.

7.3.1 Ein versteifter Fuß erfordert einen versteiften Schuh

Die Deformierungen im Bereich der Fußsohle (z. B. sogenannter Tintenlöscher- oder Schaukelfuß bei durchgebrochenem Längsgewölbe (Abb. 7.6)) erfordern die Vollkontaktbettung des Fußes auf einem Schuhboden, der exakt der deformierten Fußsohle abgeformt ist (wie der Abguss von einer Matrix). Praktisch geschieht diese

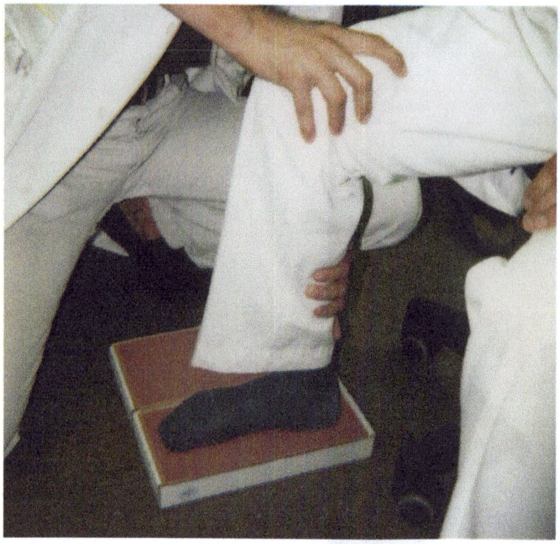

Abb. 7.7: Trittschaum-Fußsohlenabdruck, unter mäßiger Belastung (der Fuß wird von einer Hilfsperson in den Schaum gedrückt).

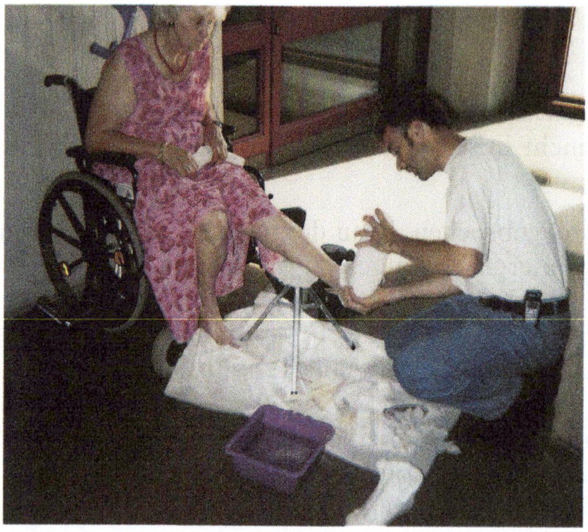

Abb. 7.8: Abformen des Fußes mit Gipsbinden.

Abformung dadurch, dass der Fuß passiv – d. h. unter mäßiger Belastung – in Neutralstellung in einen sogenannten Hartschaum gedrückt wird (Abb. 7.7).

Die Abformung weiterer Deformierungen im Bereich der Fußränder, der Zehen etc. erfolgt durch Gipsabdruck. Dabei wird der Fuß mit Gipsbinden umwickelt; diese werden – möglichst auch unter mäßiger Belastung, im Stehen – ausgehärtet und dann aufgeschnitten. Sie ergeben eine Hohlform des Fußes (Abb. 7.8 und 7.9).

Durch Ausgießen des Hartschaum-Abdrucks bzw. der Gipshohlform mit Kunststoff o. ä. erhält man ein formgetreues Modell des betreffenden Fußes, den Schuh-Leisten. Anhand des Leistens wird a) eine strumpfförmige Abformung aus durchsichtigem Polyethylen Kunststoff hergestellt, und b) ein durchsichtiger Kunststoff-Probeschuh mit einer Vollkontaktfußbettung.

Die Fußbettung sollte aus festen Materialien bestehen, z. B. Kork-Leder; weiches, elastisches Bettungsmaterial ist für diese Indikation ungeeignet, da es den ankylosierten Gelenken beim Gehen nachgibt, wodurch Biegekräfte und womöglich weitere Frakturen entstehen könnten (vgl. Kap. 11).

Die Kontrolle der Pass-Genauigkeit erfolgt in drei Schritten. Zunächst wird die strumpfförmige Kunststoff-Abformung des Leistens am unbelasteten, nackten Fuß anprobiert. Druckstellen zeigen sich dabei durch umschriebene Entfärbung (Abblassung) der Haut unter dem Kunststoff, so dass die Formgebung der Kunststoffhülse (und des Leistens!) entsprechend korrigiert werden kann.

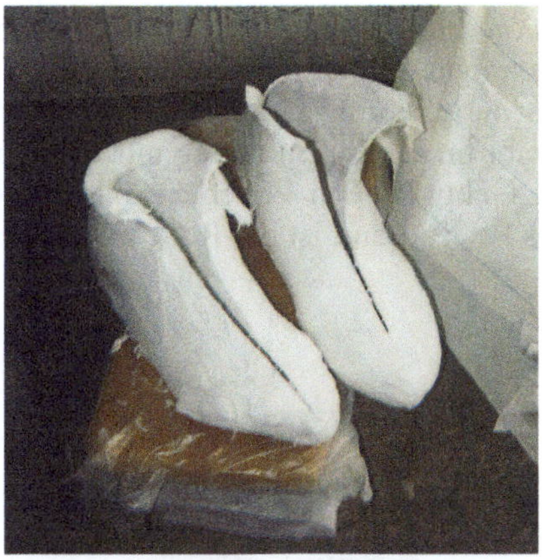

Abb. 7.9: Gipshohlformen der Füße.

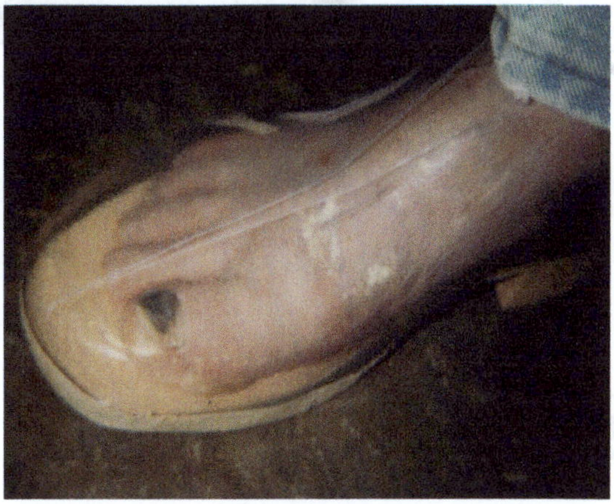

Abb. 7.10: Kunststoff-Probeschuh (Gehprobenmodell).

Die zweite Kontrolle der Pass-Genauigkeit erfolgt nach Anfertigung der definitiven Fußbettung und des – vorläufigen – durchsichtigen Kunststoffschaftes (Kunststoff-Probeschuh). Die Passform der Fußbettung wird durch Inspektion kontrolliert: die Fußbettung wird an die nackte, unbelastete Fußsohle gehalten, es wird auf nahtlose Übereinstimmung der Abformung geachtet. Alternativ kann durch pedobarographische Messung mittels dünner Druckmess-Sensorfolien, die zwischen Fußsohle und Fußbett eingelegt werden, die gewünschte Lastverteilung auf die gesamte Fußsohlenfläche objektiviert werden. Die Schaftform wird wiederum dadurch kontrolliert, dass der nackte Fuß in den Kunststoff-Probeschuh gesteckt (Abb. 7.10) und das fleckförmige Abblassen der Haut unter Druckstellen beobachtet wird.

Dann wird die Endversion mit versteiftem Schuhboden, Schaft etc. hergestellt, mit allen Formänderungen, die sich aus der 1. und 2. Anprobe ergeben hatten. Für den Schaft kann gegebenenfalls vorgefertigtes Material, z. B. der Marke LucRo® (Fa. Schein, Remscheid), Verwendung finden.

An der Endversion des Schuhs wird die Ballenrolle beurteilt, die so im Bereich der Laufsohle angebracht und dimensioniert sein soll, dass sie der Gehbewegung des Patienten möglichst wenig (am besten gar keinen!) Widerstand bietet.

Die Beurteilung der Ballenrolle ist schwierig: es gibt keine Technik, die Korrektheit der Ballenrolle zu objektivieren. So bleibt im klinischen Alltag nur die genaue Beobachtung der Schuhfunktion bei der Gehprobe am Patienten: bilden sich beim Gehen Falten am Schaft im Bereich des Fußrückens, ist die Rolle nicht hoch genug (Abb. 7.12).

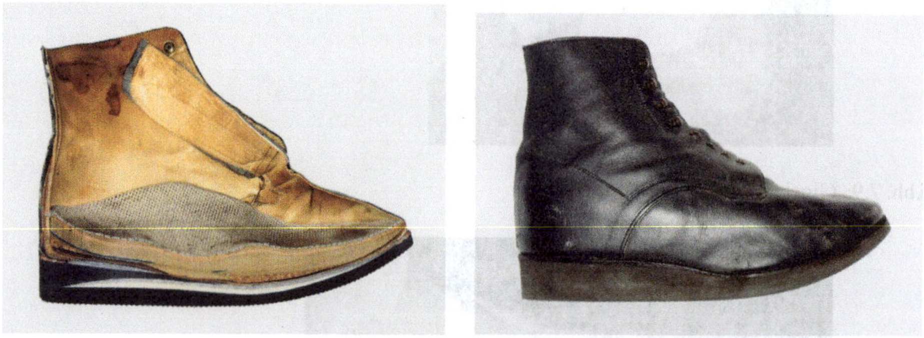

(a) (b)

Abb. 7.11 a, b: Der fertige Schuh.

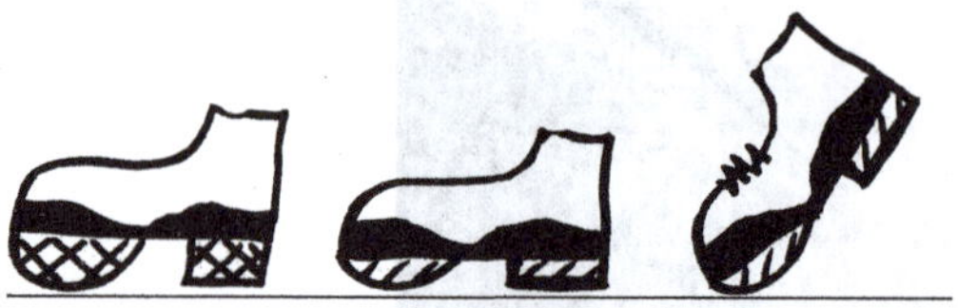

Abb. 7.12: Hohe bzw. flache Ballenrolle; unzureichende Rolle (Schuhschaft schlägt Falten beim Gehen).

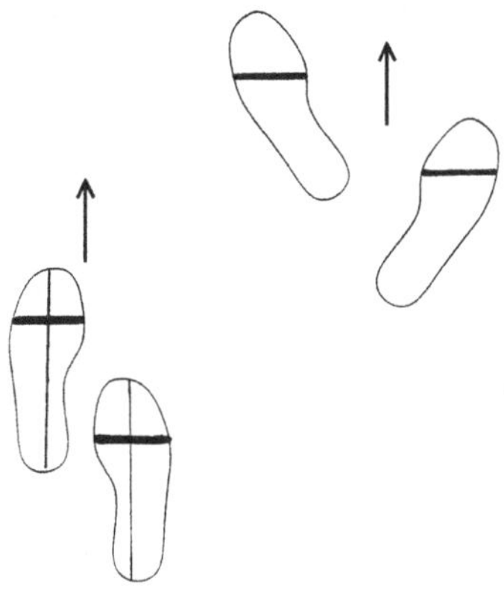

Abb. 7.13: Scheitellinie der Ballenrolle, in Abhängigkeit von der individuellen Fußstellung beim Gehen (Pfeile zeigen Gehrichtung an).

Stehen die Füße des Patienten beim Gehen nicht in der Linie der Fußachse, sondern im Winkel dazu (meist auswärts gedreht), dann muss der Scheitel der Ballenrolle nicht im rechten Winkel zur Fußachse abgebracht werden, sondern schräg dazu (Abb. 7.13).

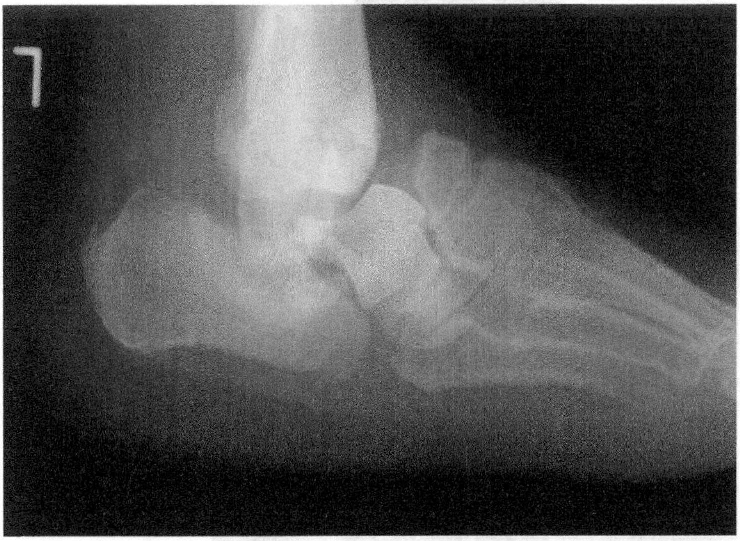

Abb. 7.14: Röntgenbild des linken Fußes: völlige Zerstörung des oberen und unteren Sprunggelenkes (Patient S. aus P.).

7.3.2 Bei starken Zerstörungen mit geringer Belastbarkeit: Steifer Orthesenstiefel

Insbesondere bei instabilen Charcot-Frakturen des Rückfußes, z. B. Taluskompressionsfrakturen kann eine Kombination der o. g. Schuhversorgung mit einer Entlastungsorthese im Sinne eines Unterschenkel-Orthesenstiefels zweckmäßig sein. Dieser Stiefel wird aus Carbonmaterial gefertigt, und überträgt einen Teil der Last auf die Tibiakondylen. Die Anfertigung erfolgt nach einem Gipsmodell des Unterschenkels.

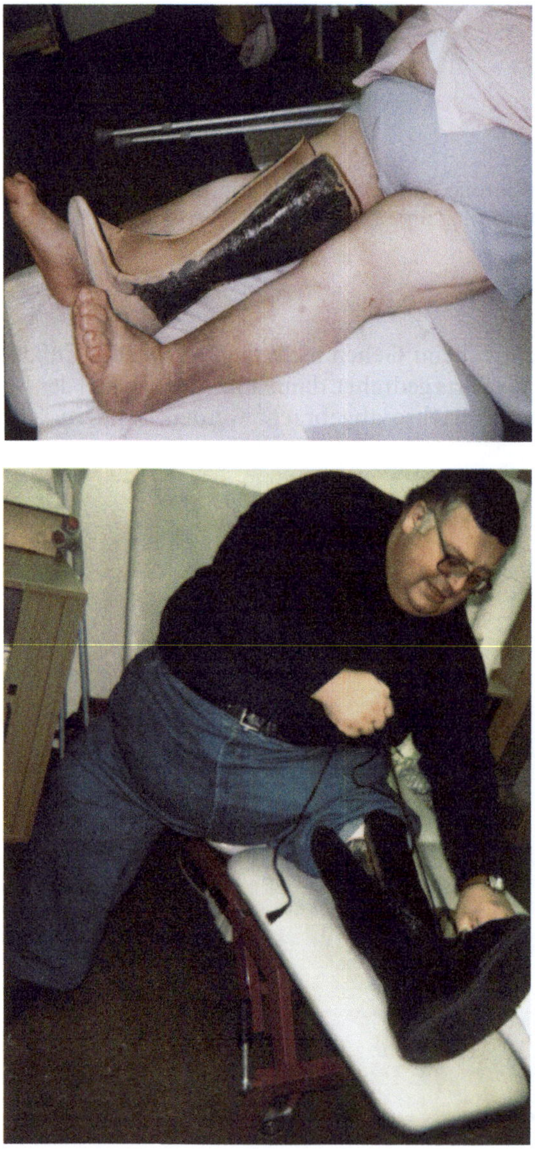

(a)

(b)

Abb. 7.15a, b: Versorgung dieses Fußes mit Orthesenstiefel.

Aus Carbonmaterial wird eine feste Unterschenkelröhre hergestellt, die bis zu den Tibiakondylen reicht. Die Röhre wird der Länge nach aufgeschnitten und in zwei Schalen geteilt. Die vordere Schale wird verworfen, die hintere wird rechtwinklig mit dem steifen Boden des Maßschuhs verbunden. Sie wird ausgepolstert und mit Leder ummantelt. In die Lederummantelung wird der Verschlussmechanismus eingearbeitet.

Mit dieser Versorgung kann sogar unter extremen Bedingungen die Gehfähigkeit partiell erhalten bleiben, wie im Fall des 47-jährigen, stark übergewichtigen (140 kg) Herrn S. aus P. (Kernspintomografie des linken Fußes im akuten Stadium am 23. 9. 99: „Sowohl das obere Sprunggelenk als auch das untere sind funktionell nicht mehr nachweisbar... Dissoziation der Fußwurzelknochen sowie des Talus und Calcaneus. Osteolysen im Bereich aller Fußwurzelknochen“). Mit dem Orthesenstiefel und einer Unterarmgehstütze ist Herr S. trotz der ausgeprägten Skelettschäden am linken Fuß in der Lage, kurze Strecken zu gehen ohne erneut Verletzungen und traumatische Schäden an diesem Fuß zu erleiden.

Literatur

[1] Armstrong, D.G.; Todd, W.F.; Lavery, L.A.; Harkless, L.B.; Bushman, T.R. (1997) The natural history of acute Charcot's arthopathy in a diabetic foot specialty clinic. Diabetic Med 14: 357–363.

[2] Beham, A.; Lerch, K.; Caissier, U.; Neumann, C.; Nerlich, M. (2002) Arthrodese zur Behandlung des Charcot-Fußes – eine Nachuntersuchung von 14 Patienten. Abstract. 8. Jahreskongress der Deutschen Assoziation für Orthopädische Fußchirurgie. Orthopädische Klinik der Universität Regensburg, Abstract-Band 54.

[3] Boddenberg, U. (2004) Heilungsdauer von Fuß- und Knöchelfrakturen bei Patienten mit Diabetes mellitus: Literaturübersicht und Bericht über eigene Fälle. Zentralbl Chirurgie 129: 453–359

[4] Brutscher, R. (1991) Frakturen und Luxationen des Mittel- und Vorfußes. Orthopäde 20: 67–75.

[5] Dietz, H.G. (2000) Moderne Trends in der Versorgung von Extremitätenfrakturen im wachstumsalter. Sozialpädiatrie 22: 82–87.

[6] Eichenholtz, S.N. (1966) Charcot Joints Springfield, Illinois, Charles C Thomas. Zitiert nach: Johnson, J. (1998). Operative treatment of neuropathic arthropathy of foot and ankle. J Bone Joint Surg 80-A: 1700–1709.

[7] Hoff, C.; Purucker, E. (2001) Mediquiz. Fall 2564: Akuter Charcot-Fuß. Dtsch Med Wschr 126: 592 (A455).

[8] Johnson, J. (1998) Operative treatment of neuropathic arthropathy of foot and ankle. J Bone Joint Surg 80-A: 1700–1709.

[9] McGill, M.; Molyneaux, L.; Bolton, T.; Ioannou, K.; Uren, R.; Donnelly, R.; Yue, D.K. (2000) Response of Charcot's arthropathy to contact casting: assessment by quantitative techniques. Diabetologia 43: 481–848.

[10] Onvlee, G.J. (1998) The Charcot Foot. A critical review and an observational study of a group of 60 patients. Thesis. Medical Faculty, University of Leiden, The Netherlands.

8 Fußschäden bei diabetischer Polyneuropathie durch handelsübliche Arbeitssicherheitsschuhe

Jan Peter Theurich

8.1 Einleitung

In vielen Bereichen der Industrieproduktion und des Handwerks ist laut Unfall-Verhütungs-Vorschrift das Tragen von Spezialschuhen zum Schutz der Füße vor Hitze, Chemikalien, elektrischem Strom, Stich-, Stoß-, und Druckeinwirkungen, u.v.a.m. vorgeschrieben. Derartiges Schuhwerk wird nach der Euronorm EN 344-1 definiert als „ Schuhe mit Schutzmerkmalen zum Schutz des Trägers vor Verletzungen, die bei Unfällen in den Arbeitsbereichen, für die die Schuhe vorgegeben sind, auftreten können" [11, 12, 13, 14]. Dabei wird unterschieden zwischen „Berufsschuhen für den gewerblichen Gebrauch" (ohne Zehenkappen), und „Sicherheitsschuhen" bzw. „Schutzschuhen" mit stählernen Zehenkappen, die 200 J (Sicherheitsschuhe) bzw. 100 J (Schutzschuhe) Energieeinwirkung aushalten müssen. Sicherheits- bzw. Schutzschuhe können sich durch weitere, genormte Konstruktionsbestandteile von normalem Schuhwerk unterscheiden, z. B. durch säurebeständige Ma-

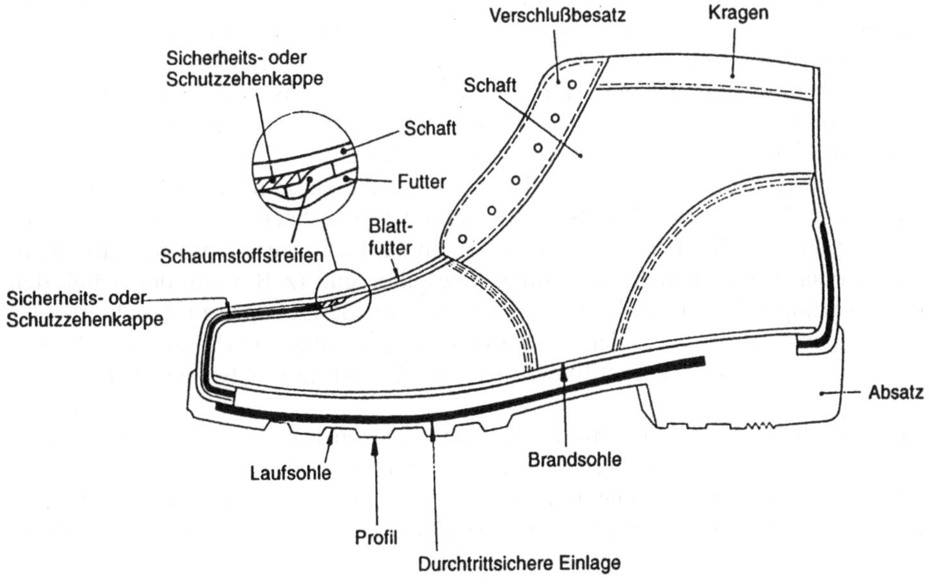

Abb. 8.1: Bestandteile von Sicherheitsschuhen, gemäß Euronorm EN 344-1 [11].

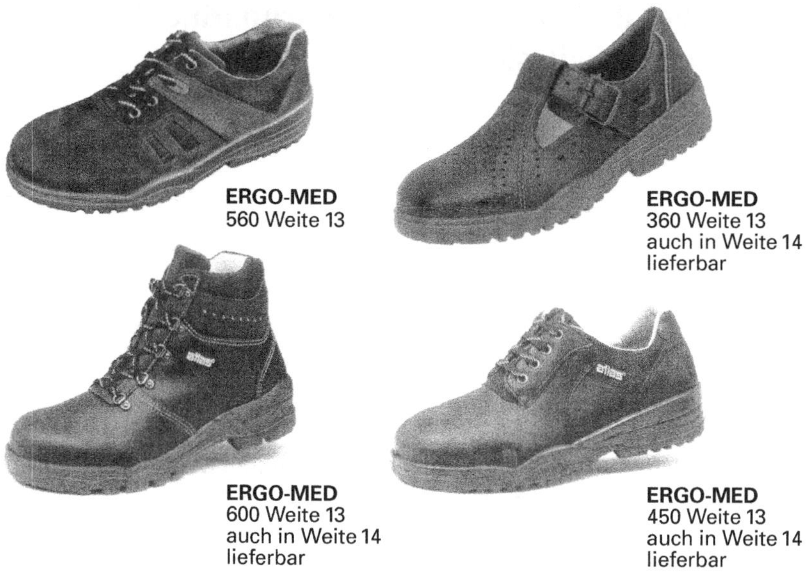

Abb. 8.2: Sicherheitsschuhe, wie im Firmenprospekt.

terialien oder durch eine durchtrittssichere Stahleinlage. Nicht genormt sind u. a. die Form des Leistens (s. u.) und der Brandsohlenumriss (s. u.). Der Übersichtlichkeit halber wird im Folgenden nur noch von „Sicherheitsschuhen" gesprochen, wenn Arbeits-, Sicherheits- bzw. Schutzschuhe gemeint sind.

Wie normale Modeschuhe und anderes Schuhwerk werden Sicherheitsschuhe vorwiegend industriell als Massenware produziert. Die Dimensionierung und Gestaltung industriell produzierten Schuhwerks ist weder am individuellen Fuß ausgerichtet noch an anthropometrisch erhobenen Messdaten repräsentativer Bevölkerungsgruppen (siehe Kap. 2). Ob ein Schuh passt oder nicht, bestimmt aufgrund subjektiver Beurteilung beim Anprobieren allein der Träger.

Schuhwerk, auch Sicherheitsschuhwerk, kann die Füße nicht nur vor Schäden schützen, es kann auch selber Schäden an den Füßen hervorrufen. Diese Gefahr besteht besonders dann, wenn die Schuhe nicht der Fußform entsprechen, also nicht passen, oder wenn sie nicht ergonomisch gestaltet sind (z. B. wenn der Schuh den Fußbewegungen Widerstand entgegensetzt, statt die Bewegungen zu erleichtern oder ihnen widerstandslos zu folgen). Die Folge sind Traumata der Haut- und Weichgewebe des Fußes durch repetitive Druck- und Scherkräfte seitens der Schuhmaterialien.

Industriell gefertigtes Schuhwerk wird anhand von Fuß-Schablonen hergestellt, geformt nach Belieben der Hersteller [15]. Die meisten Sicherheitsschuhe sind angeblich nach dem Brandsohlenumriss konstruiert, der von der Deutschen Gesellschaft für Orthopädie empfohlen wurde (Atlas Schuhfabrik Gebr. Schabsky, Dortmund; persönliche Mitteilung); er ist in Abb. 2.3, Kap. 2 wiedergegeben.

Wie andere, handelsübliche Brandsohlenumrisse ist auch der von der DGOT vorgegebene beliebig dimensioniert und nicht durch anthropometrische Daten begründet. Nichtsdestotrotz dient er den Sicherheitsschuh-Fabrikanten zur Erzeugung eines – infolgedessen nicht anthropometrisch belegten – Musterleistens (meist der Schuhgröße 42), durch dessen proportionales Verkleinern oder Vergrößern die Schablonen (Leisten) für sämtliche gewünschten Schuhgrößen gewonnen werden.

Ein Fuß findet – wenn überhaupt – oft erst nach einiger Zeit des Einlaufens ungestört Platz in einem unpassenden Schuh, wenn dessen Oberteil sich dem Fuß anpassen konnte [22]. Die „Verformung" des Fußes statt des Schuhs droht besonders beim Tragen von „unpassendem" Schuhwerk aus unnachgiebigem Material, wie z. B. Sicherheitschuhe mit stählernen Zehenkappen (Abb. 8.1) und Einlagen aus Stahl und verursacht beim Träger normalerweise entsprechende, meist schmerzhafte Beschwerden.

8.1.1 Fragestellung der Arbeit

Bereits 1986 wurde in einer Untersuchung im Auftrag des Bundesinstituts für Arbeitsschutz festgestellt, dass Sicherheitsschuhe „typische", mechanisch bedingte, schmerzhafte Beschwerden an der Zehenbeuge verursachen können, und zwar besonders beim Bücken oder bei Arbeiten im Hocken [15].

Über gesundheitliche Probleme mit Sicherheitsschuhen bei Diabetikern ist seit Jahrzehnten kein einziger medizinischer Beitrag in der internationalen Fachliteratur verzeichnet. Dies stellt einen besonderen Mangel dar, denn Patienten mit Diabetes mellitus, und insbesondere mit diabetischer Polyneuropathie der Füße, sind durch unpassende, unergonomische Sicherheitsschuhe ungleich stärker betroffen als Gesunde. Polyneuropathie der Füße ist durch Störung der Sensibilität charakterisiert, mit teilweisem bis völligem Verlust der schützenden Schmerzwahrnehmung. Fehlen die warnenden Schmerzsignale, erleiden die Patienten keinerlei Beschwerden bei Verletzungen durch Druck- oder Scherkräfte [7, 27, 29, 31], zum Beispiel durch unpassende Schuhe, und derartige Verletzungen verlaufen dann folgenreicher als bei Gesunden [7]. Einer US-amerikanischen Untersuchung zufolge wird jede 2. Amputation bei Diabetikern durch nicht bemerkte, schuhbedingte Verletzungen ausgelöst [27]. Diese besondere Gefährdung hat für manche Patienten unmittelbare arbeits- und sozialmedizinische Folgen, wenn sie sich durch das Tragen von (unangepassten) Sicherheitsschuhen schädigen könnten: sie können nicht ohne Gesundheitsrisiken für ihre Füße an einem Arbeitsplatz tätig sein, an dem Sicherheitsschuhe vorgeschrieben sind. So heißt es in einem Schreiben einer Klinik der Landesversicherungsanstalt Nordrhein über einen Diabetiker mit Polyneuropathie: „*Unter sozialmedizinischen Gesichtspunkten sind für Herrn S. nur diejenigen Berufstätigkeiten möglich, die nicht mit längerem Gehen und Stehen verbunden sind. Bei beruflichen Tätigkeiten, die zu einer stärkeren Belastung der Füße führen, ist mit dem baldigen Auftreten eines (Geschwürs-)Rezidivs zu rechnen. Die Verordnung von (...) (angepassten) Arbeitsschuhen (...) kann als berufsfördernde Rehablitationsleistung sinnvoll sein, wenn davon die weitere Erwerbstätigkeit des Patienten abhängt (...) (nur) unter den genannten Einschränkungen kann Herr S. vollschichtig berufstätig sein*".

Die nachfolgende Untersuchung soll zur Aufklärung des Gefährdungspotenzials von Sicherheitsschuhen aus medizinisch-klinischer Sicht beitragen. Beispielhaft sollen Personen mit besonders empfindlichen Füßen untersucht werden, nämlich Patienten mit Sensibilitätsstörungen der Füße infolge diabetischer Polyneuropathie. Zunächst sollen Fußverletzungen durch Sicherheitsschuhe bei diesen Patienten untersucht werden, mit der Frage, ob „typische" Sicherheitsschuh-assoziierte Verletzungsmuster festgestellt werden können. Aus den Ergebnissen sollen mögliche Schädigungsmechanismen abgeleitet werden, und diese sollen Konstruktionsmerkmalen der Sicherheitsschuhe zugeordnet werden. Schließlich sollen diese Zuordnungen durch dynamische Druckmessungen in Sicherheitsschuhen bei Gesunden verifiziert werden.

8.2 Klinische Untersuchung: Auswertung von Patientenakten

8.2.1 Material und Methoden

Es wurden 500 Patientenakten der Diabetes-Fußambulanz ausgewertet. Seit 1983 können Diabetiker mit Fußschäden, mit diabetischer Podopathie [7], von niedergelassenen Ärzten (aber auch von anderen Kliniken konsiliarisch) an die Diabetes-Fußambulanz zur Untersuchung und Behandlung überwiesen werden. Bei jeder Erstvorstellung in der Diabetes-Fußambulanz werden die Füße in standardisierter Form untersucht hinsichtlich der Art, Ausdehnung und Lokalisation der Schädigung. Ebenso wird das von den Patienten getragene Schuhwerk inspektorisch und palpatorisch daraufhin untersucht, ob es an der Entstehung der Fußläsionen ursächlich beteiligt sein konnte; entsprechende anamnestische Angaben werden erhoben.

Anamnese, Untersuchungsergebnisse sowie der Behandlungsverlauf werden in der Patientenakte festgehalten, die Fußläsion wird in der Regel fotografisch dokumentiert. Die wahrscheinliche Ursache jeder Läsion wird anhand der Untersuchungsergebnisse definiert und in der Patientenakte festgehalten, als Richtschnur für die aktuellen Behandlungsmaßnahmen und die zukünftige Rezidivprophylaxe. Folgende klinische Routineverfahren [6] sind in den Akten dokumentiert: die arterielle Durchblutung wird mittels Palpation der Fußpulse geprüft, in Zweifelsfällen wird mittels 8 MHz Ultraschall-Doppler das Strömungsprofil der Knöchelarterien bestimmt (normal ist ein tri- oder biphasisches systolisches Signal; ein monophasisches systolisches Signal begründet den Verdacht auf eine Mediakalzinose der Fußarterien; ein systolisch-diastolisches Dauersignal weist auf vorgeschaltete Kollateralbildung bei verschlossenen Transportarterien hin, d. h. auf periphere arterielle Verschlusskrankheit). Die Sensibilität der Füße wird durch Untersuchung des Vibrationsempfindens mittels der neurologischen 64 Hz Rydel-Seiffer-Stimmgabel am Großzehengrundgelenk bestimmt; ein Wert $<5/8$ wird als beweisend für eine klinisch relevante Polyneuropathie angesehen [6, 20]. Weitere klinische Daten werden anamnestisch erhoben (z. B. bezüglich einer diabetischen Retinopathie bzw. einer stattgehabten Laserkoagulation) oder laborchemisch ermittelt (z. B. der Wert des glykosilierten Hämoglobins A1c (HbA1c)).

8.2.2 Definition und Einschlusskriterien

Eine Fuß-Läsion wurde definiert als umschriebener Hautdefekt ohne oder mit Unterbrechung der Hautkontinuität. Demzufolge wurden umschriebene Hyperkeratosen (Schwielen) ebenso als Fußläsion gewertet wie Blasenbildung, Hämatome, Abschürfungen, Rhagaden, Hautnekrosen und Geschwüre. Komplikationen der Fußläsionen, wie z. B. fortgeleitete Infektionen, Osteomyelitis oder Gangrän wurden dagegen nur in Bezug auf die Läsion gewertet, von der sie ausgegangen waren. In die Untersuchung eingeschlossen wurden nur diejenigen Fälle von Fußläsionen, die mit hoher Wahrscheinlichkeit auf das Tragen von Arbeits-Sicherheitsschuhen zurückgeführt werden konnten. Knochenverletzungen oder Nagelkrankheiten wurden für die Studie nicht in Betracht gezogen. Fälle mit Läsionen anderer Ursache (z. B. Verletzungen durch normales Schuhwerk) waren von der Untersuchung ausgeschlossen, ebenso Patienten mit relevanten Begleiterkrankungen und Fußabnormalitäten. Es wurden nur Patienten in die Untersuchung eingeschlossen, die sich wegen o.g. Fußläsionen in der Diabetes-Fußambulanz vorgerstellt hatten, eine Polyneuropathie aufwiesen und auf das Tragen von Sicherheitsschuhen aus beruflichen Gründen angewiesen waren. Ausgeschlossen waren Patienten, bei denen Begleiterkrankungen ursächlich an den Verletzungen mitbeteiligt sein konnten (z. B. relevante Fußdeformierungen, Osteoarthropathie, Fußödeme, rheumatische Fußveränderungen, klinisch relevante periphere arterielle Verschlusskrankheit, Hauterkrankungen) sowie Patienten mit Zustand nach Fußoperationen (z. B. Resektionen bzw. Amputationen von Teilen des Fußes).

8.3 Ergebnisse

8.3.1 Patienten und Verläufe

Die Auswertung von 500 Patientenakten der Jahre 1991–2000 ergab 17 Patienten, allesamt berufstätige Männer, für die die Einschlußkriterien zutrafen. Ihre Fußläsionen waren mit hoher Wahrscheinlichkeit auf den vorschriftsmäßigen Gebrauch von Sicherheitsschuhen zurückzuführen; das von ihnen getragenen normale Schuhwerk konnte in allen Fällen als Schadensursache ausgeschlossen werden. Die anamnestisch gefundenen Verdachtsmomente für die Verursachung durch Sicherheitsschuhe wurden in drei Fällen durch arbeitsmedizinische Untersuchungen in Kliniken der Landesversicherungsanstalt Nordrhein bestätigt und in einem Fall durch einen Werksarzt, der den Patienten überwiesen hatte. In zwei Fällen konnte die Ursache durch Inspektion der Sicherheitsschuhe in der Diabetes-Fußambulanz gesichert werden, in einem Fall wurde durch eine (vom Patienten gegen ärztlichen Rat praktizierte) Reexposition der Beweis für die schädigende Wirkung der Sicherheitsschuhe erbracht. Die übrigen zehn Fälle wurden per exclusionem (d. h. im Ausschlussverfahren) diagnostiziert und durch die Mitteilung der Patienten bestätigt, dass die Läsionen beim Tragen von Sicherheitsschuhen entstanden waren. Es handelte sich um sieben Industrie-Arbeiter aus den Bereichen Aluminium ($n = 1$), Chemie ($n = 2$), Maschinenbau ($n = 2$), Nahrungsmittel ($n = 1$), Textilfabrikation ($n = 1$); vier Kraftfahrzeugschlosser; drei Lagerarbeiter; einen Granitschleifer; einen Gas-Wasser-

Installateur und einen Bauarbeiter. Bei allen Patienten bestand eine mehr oder weniger ausgeprägte Sensibilitätsstörung (Polyneuropathie) im Bereich der verletzten Extremität, alle Läsionen waren völlig schmerzlos. Bei einem Patienten bestand eine periphere arterielle Verschlusskrankheit (PAVK) Stadium II nach Fontaine mit einer schmerzfreien Gehstrecke von ca. 300 Metern. Die Fußpulse waren bei allen Patienten tastbar. Bei sechs Patienten waren Doppler-Untersuchungen der Knöchelarterien (art. tib. anterior und posterior) in den Krankenakten dokumentiert (sämtlich normale Strömungsprofile). Bei zwei Patienten waren auswärts Arteriografien der Beine durchgeführt worden (unauffälliger Befund in einem Fall, PAVK ohne Behandlungsindikation im zweiten Fall). Bei 11 Patienten wurde der HbA1c-Wert (HPLC-Methode, normal 4,2–5.6%) dokumentiert. Weitere klinischen Daten zu den Patienten sind in Tab. 8.1 zusammengefasst.

Bei den 17 Patienten wurden insgesamt 22 Fußläsionen registriert, 12 Patienten wiesen jeweils eine Fußläsion auf, fünf Patienten hatten je zwei Fußläsionen. Alle Läsionen hatten 1–24 Monate zuvor bestanden, und waren – teilweise wiederholt – erfolglos auswärts vorbehandelt worden, wobei in keinem Fall für die therapeutisch gebotene, komplette Druckentlastung gesorgt worden war. Keinem Patienten war – nach Beendigung der jeweiligen auswärtigen Behandlung – davon abgeraten worden, seine ursprüngliche (das Tragen von Sicherheitsschuhen erfordernde) Berufstätigkeit fortzusetzen; alle hatten die Arbeit wieder aufgenommen und wieder ihre Sicherheitsschuhe getragen, was zum Fortbestehen der Läsionen bzw. zur Rezidivbildung beigetragen haben dürfte. Infolge der chronischen Gewebsdefekte am Fuß war es in zehn Fällen zu infektiösen Komplikationen gekommen (acht Fälle von Phlegmone, zwei Fälle von Osteomyelitis) weswegen diese Patienten schließlich in der Diabetes-Fußambulanz vorgestellt wurden. Erst unter absoluter Druckentlastung mittels Vorfußentlastungsschuh nach Barouk [8], sowie unter Antibiotika-Gabe in zehn Fällen, und Fistelsanierung mit Resektion eines Interphalangealgelenkes in einem Fall, heilten alle Läsionen während einer Behandlungsdauer von 1–7 Monaten in der Diabetes-Fußambulanz ab.

Tab. 8.1: Klinische Daten der Patienten mit Fußläsionen, die durch Sicherheitsschuhe verursacht waren.

Männer/Frauen, n	17/0
Alter, Jahre*	53,5 (31–63)
Diabetes-Dauer, Jahre*	11 (0,5–20)
HbA1c (n = 11 Patienten), %	9,0 (5,4–11,3)
Patienten mit	
Diabetes-Typ 1, n	4
Diabetes Typ-2, n	13
Polyneuropathie, n	17
Retinopathie, n	8

* Median (Bereich)

8.3.2 Art und Lokalisationen der Fußläsionen

Bei den Läsionen handelte es sich um 20 Ulzera Grad 1-2 nach Harkless [6; 16], die alle Hautschichten durchbrochen hatten und von Hyperkeratosen umgeben waren (Schwielen-Geschwüre), und um zwei Fälle von Hyperkeratosen (Schwielen) ohne Geschwüre. Ein Ulkus war von nekrotischer Haut bedeckt. Alle 22 Läsionen waren offensichtlich mechanisch verursacht worden, Hinweise auf thermische oder chemische Traumatisierung fanden sich nicht (Abb.8.3). Die Läsionen verteilten sich ausschließlich auf den Vorfuß; am Mittel und Rückfuß waren keine Läsionen festzustellen, ebensowenig am Fußrücken. An den Großzehen waren 15 Läsionen lokalisiert, seitlich medial (n = 4), plantarseitig (n = 9) bzw. an der Großzehenkuppe (n = 2); 13 Läsionen waren Ulzera, in zwei Fällen handelte es sich um Hyperkeratosen ohne Ulzeration. Je einmal waren die Kuppen der 2. und 3. Zehen ulzeriert,

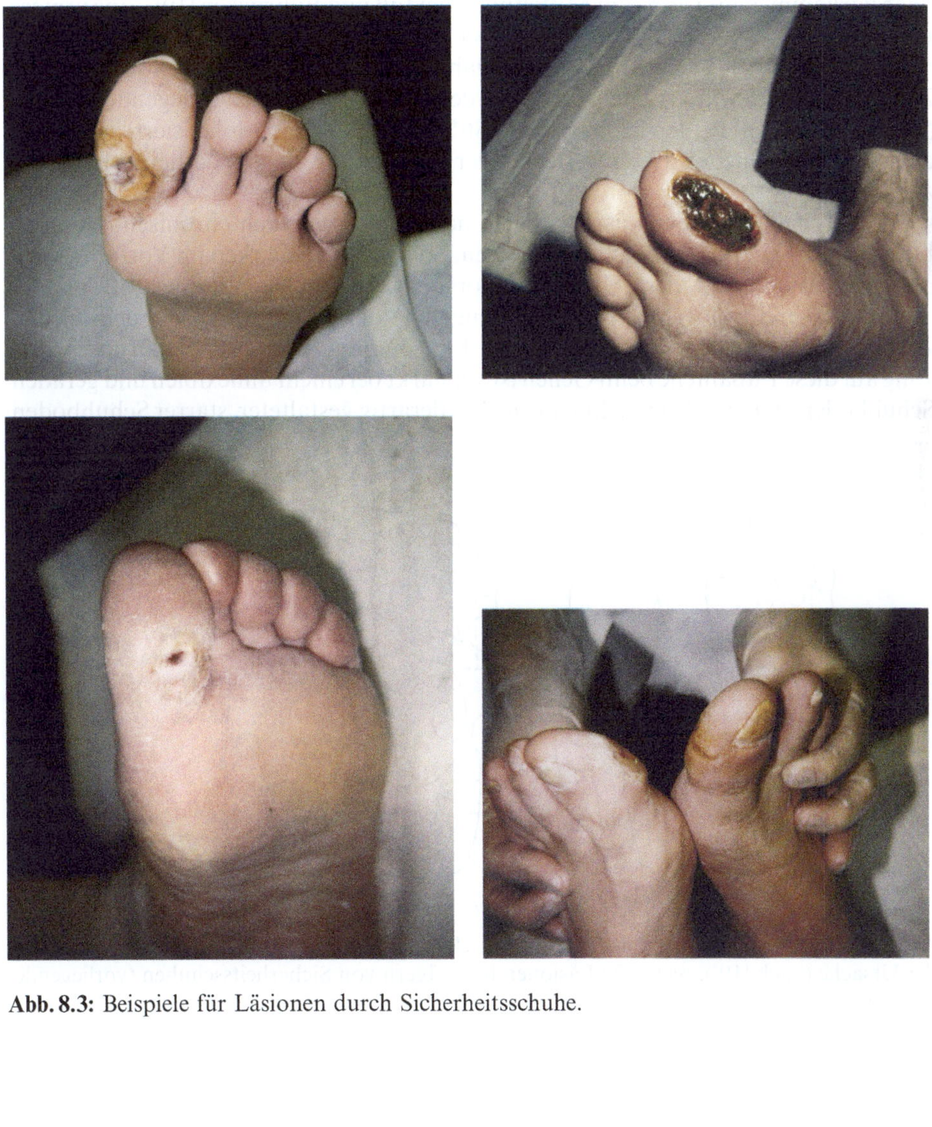

Abb. 8.3: Beispiele für Läsionen durch Sicherheitsschuhe.

in zwei Fällen bestanden Ulzerationen an der Seitenfläche des 4. Zehs über dem proximalen Interphalangealgelenk. In drei Fällen handelte es sich um Plantargeschwüre, zwei davon mit Hyperkeratosen, jeweils unter den Köpfchen des 1. bzw. 4 und 5. Mittelfußknochens (MFK).

8.3.3 Verteilungsmuster der Läsionen in Relation zum Sicherheitsschuh

Die Verteilung der Läsionen ausschließlich auf den Vorfußbereich, und hier bevorzugt auf die Beugeseite der Großzehen (9 von 22 (41 %) Läsionen waren dort lokalisiert) bei völliger Aussparung des Fußrückens, des Mittel- und des Rückfußes, ist ein Muster, das offenbar typisch ist für Fußschädigungen durch Sicherheitsschuhe. Aus einer früheren Untersuchung von 439 Fußgeschwüren verschiedenster Ursachen bei Diabetikern ist bekannt, dass etwa 56 % aller Geschwüre im Vorfußbereich vorkommen und 44 % am Mittelfuß, Rückfuß und Fußrücken [19]. Eine weitere Untersuchung [10] von 28 Fußläsionen bei diabetischer Polyneuropathie (ohne Berücksichtigung der Läsionsursachen) ergab, dass etwa 25 % der Läsionen an den Zehen lokalisiert waren. Die Verteilung der Läsionen in den vorliegenden Fällen (insgesamt waren 19 der 22 Läsionen (86 %) an den Zehen lokalisiert) ist davon deutlich unterschieden (Abb. 8.4) und der Einwirkung der Sicherheitsschuhe zuzuschreiben.

Die Beschaffenheit der Läsionen legte nahe, dass sie durch chronisch-repetitive Druck- oder Scherkräfte entstanden waren. Solche Kräfte wirken im Vorfußbereich plantarseits während des Abstoßungsvorgangs beim Gehen („push-off phase" (Abb. 8.5)), und zwar sowohl an der Beugeseite der Großzehen, als auch an den Zehenkuppen und den Köpfchen der MFK 1, 4 und 5. Die vertikale Druckeinwirkung auf diese Fußanteile beim Gehen ist verstärkt bei einem unflexiblen und geraden Schuhboden im Bereich der Schuhspitze. Ein derartig gestalteter, starrer Schuhboden

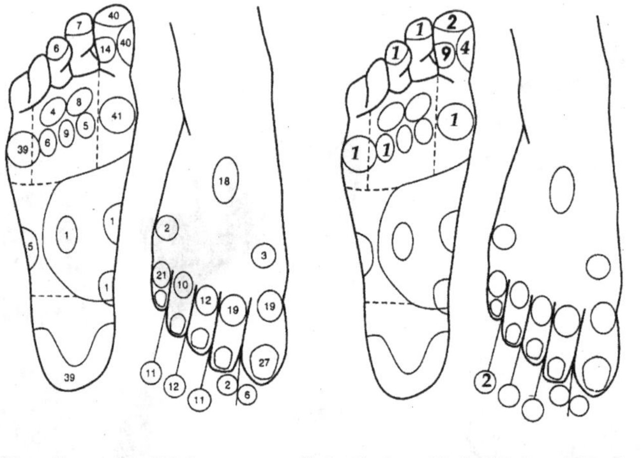

Abb. 8.4: Verteilung der Läsionen am diabetischen Fuß. Links: 439 Geschwüre ungeachtet der Ursache (nach [19]), rechts 22 Läsionen bei Trägern von Sicherheitsschuhen (vorliegende Studie).

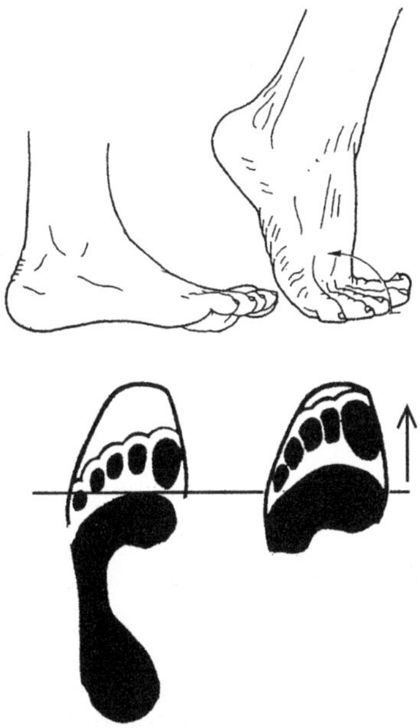

Abb. 8.5: Abwicklung des Vorfußes im Schuh in der Abstoßungsphase (nach [29]).

im Bereich der Schuhspitze, wie er für Sicherheitsschuhe mit Stahleinlage typisch ist, setzt der natürlichen Flexion in den Zehengrundgelenken beim Abstoßen (Abb. 8.5) vermehrt Widerstand entgegen. Auf diese Weise könnten 12 der 22 registrierten Läsionen (neun an der Beugeseite der Großzehen, drei unter den MFK-Köpfchen 1, 4 und 5) durch Stahleinlagen in Sicherheitsschuhen (mit) verursacht worden sein (Traumatisierung der Haut infolge „mangelnder Flexibilität des Sicherheitsschuhs").

Die Läsionen an den Kuppen der Großzehen (n = 2) sowie der 2. und 3. Zehe können gleichfalls auf erhöhte vertikale Druckbelastung beim Abstoßungsvorgang zurückgeführt werden, da sie in den Vorgang einbezogen sein können. Alternativ könnten diese Läsionen auch dadurch erklärt werden, dass die Schuhe zu kurz waren und die Zehenspitzen in der Horizontalen in die stählerne Zehenkappe hineingepresst wurden (Abb. 8.5). Dieser Mechanismus würde auch die zwei Läsionen an den Seitenflächen der 4. Zehe erklären: beim Hineingepresstwerden in die stählerne Zehenkappe nimmt der transversale Druck auf die Zehen zu [29]; Spitze und Nagel des 5. Zehs werden auf die Seitenfläche des 4. Zeh gedrückt, und verursachen dort eine Schwiele mit Ulkusbildung (Traumatisierung der Haut durch „zu engen und zu kurzen Sicherheitsschuh").

Vier der 22 Verletzungen waren an der medialen Seitenfläche der Großzehen lokalisiert, in etwa 3 cm Abstand von der Zehenspitze. Hier endet mit einer fühlbar harten, scharfrandigen Kante die stählerne Zehenkappe, wie eine Röntgenaufnahme bestätigt (Abb. 8.6).

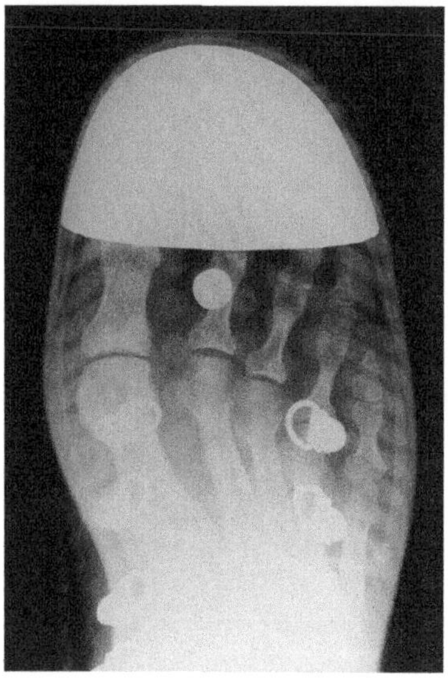

Abb. 8.6: Röntgenbild eines Fußes im Sicherheitsschuh mit stählerner Zehenkappe (freundlicherweise zur Verfügung gestellt von Herrn Dr. med. Sturm, Arbeitsmedizinischer Dienst der Firma Bayer AG, Uerdingen).

Bei einem Missverhältnis der Abduktionswinkel der Großzehen im Grundgelenk und der Schuhspitze entstehen bei den unvermeidlichen Schiebebewegungen des Fußes im Schuh beim Gehen Hautabschürfungen an der medialen Seitenfläche der Großzehen durch Reibung an der Kante und der Innenfläche der Zehenkappe (Traumatisierung der Haut durch Friktion bei „zu spitzer Zehenkappe im Sicherheitsschuh").

8.4 Experimentelle Untersuchung: Elektronische Pedobarographie (dynamische Plantardruckmessung)

Ziel der experimentellen Untersuchung war es, mit der dynamischen Plantardruckmessung im Schuh objektiv abzuklären, inwiefern die Bodenreaktionskräfte beim Gehen an der Traumatisierung der Haut bei „mangelnder Flexibilität des Sicherheitschuhs" beteiligt sind. Die weiteren, vermuteten Verletzungsursachen (Traumatisierung durch „zu engen und zu kurzen Sicherheitsschuh", „zu spitze Zehenkappe im Sicherheitsschuh") konnten nicht objektiviert werden, weil dafür keine geeigneten Messinstrumente vorhanden waren.

8.4.1 Material und Methoden

Bei sieben gesunden männlichen normgewichtigen Probanden mit Schuhgrösse 42 wurden Trageversuche mit zwei verschiedenen, handelsüblichen Sicherheitsschuhen

(Marke DUO BAU 450 und Marke SPORT 500) der Firma Atlas Schuhfabrik Gebr. Schabsky, Dortmund durchgeführt zur Bestimmung des dynamischen Plantardruckes (d. h. der Bodenreaktionskräfte beim Gehen) im Vorfußbereich. Beide Sicherheitsschuhe sind mit Stahlkappen in der Schuhspitze (Abb. 8.1 und 8.6) versehen; der Schuh DUO BAU 450 ist mit einer durchtrittssicheren Stahlsohle ausgestattet und damit starr, die Laufsohle ist plan. Der Schuh SPORT 500 dagegen enthält keine Stahlsohle und weist eine gewisse Flexibilität auf, die Laufsohle ist ebenfalls plan.

Zum Vergleich wurden die Bodenreaktionskräfte beim Gehen in einem industriell hergestellten Diabetiker-Schuh (LucRo®, Fa.Schein Orthopädie GmbH, Remscheid) bestimmt, der einen starren Schuhboden enthält, aber anstatt mit einer planen mit einer konvexen Laufsohle (Ballenrolle) ausgestattet ist. Eine konvexe Laufsohle im Vorfußbereich (Ballenrolle) vermindert den Widerstand beim „Abwickeln" des Vorfußes, und reduziert damit die plantare Druckbelastung im Vorfußbereich [4, 25]. Diese Schuhe enthielten außerdem eine 8 mm dicke Standard-Weichbettung aus den 3 Kunststoffkomponenten Ethylenvinylacetat (Lunair-med, Luna-soft) und Polyurethanschaum (PPT) mit einer Shore-A Härte von 20° im Metatarsalbereich (Angaben des Herstellers).

8.4.1.1 Technik der dynamischen Plantardruckmessung (Pedobarographie)

Bei der dynamischen Pedobarographie werden die Bodenreaktionskräfte des Fußes während des Gehens gemessen. Die Registrierung als vertikale Druckbelastung kann grafisch erfolgen, wie in Abb. 8.7 beispielhaft dargestellt, oder in Zahlenwerten (z. B. mit der Dimension kg/m^2). Letztere Registrierung eignet sich für die rechnerische Bearbeitung und wurde in der vorliegenden Untersuchung angewandt.

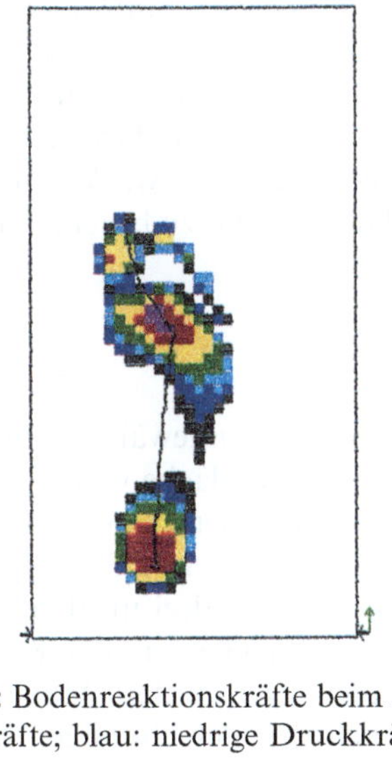

Abb. 8.7: Bodenreaktionskräfte beim Abwicklungsvorgang eines normalen Fußes. Rot: hohe Druckkräfte; blau: niedrige Druckkräfte.

Zur Registrierung der Bodenreaktionskräfte während des Gehens im Schuh wurde das F-Scan-System (Tekscan Inc. Boston USA) verwendet. Dabei handelt es sich um ein Computer-gestütztes Sensorsytem mit einer ca. 0,2 mm dicken Messfolie. Letztere enthält ein Geflecht von Metallfäden als Druckaufnehmer (resistive Sensoren) an mehr als 900 Messpunkten. Die Folie wird in einen Schuh zwischen Fuß und Schuhboden eingelegt, und mit einem ca. 10 Meter langen Kabel mit der Computer-Registriereinheit verbunden. Es kann nur während maximal 10 Sekunden gemessen werden; in dieser Zeit können in der Regel 7–10 Schritte absolviert werden. Der Registrierung jedes einzelnen Schrittes kann vom Untersucher auf einem Bildschirm unmittelbar beobachtet werden.

Die Reproduzierbarkeit und Präzision der Messwerte ist mit Variationskoeffizienten bis 25 % nicht sehr hoch, bedingt zum einen durch die technisch bedingte Messungenauigkeit des F-Scan-Systems, und zum anderen durch die geringe Reproduzierbarkeit des menschlichen Gangbildes. Die Richtigkeit des F-Scan-Systems ist befriedigend, die Abweichungen vom Echtwert werden vom Hersteller mit 8–10 % angegeben. Das Messsystem muss vor jeder Messung mit dem Gewicht des Probanden geeicht werden. Die Messfolie unterliegt Temperatureinflüssen. Wegen dieser Limitationen [1, 2, 3, 18, 23, 26, 28, 30, 31], die mehr oder weniger für alle Fabrikate zur elektronischen Pedobarographie gelten, wird in der Diabetes-Fußambulanz diese Technik allenfalls zur intraindividuellen Verlaufskontrolle des Plantardruckes angewandt. Dazu wird in jedem Einzelfall und für jede interessierende Region der Fußsohle („region of interest“) ein Ausgangsbefund (Referenzwert, in kg/m^2 angezeigt) erhoben; aktuelle Messwerte (in kg/m^2 angezeigt) werden als Relativwerte in Prozent dieser Referenzwerte ausgedrückt.

8.4.1.2 Durchführung der Messungen

Der Ablauf der Messungen erfolgte gemäß den Vorgaben der Literatur [1, 18, 23, 30]. Gemessen wurde stets am rechten Fuß. Die Sensorfolie wurde in den gebrauchsfertigen Schuh eingelegt, dann wurde der Schuh angezogen. Erst etwa 10 Minuten später, nach Temperaturausgleich, wurde mit den Messungen begonnen. Die Plantardruckmessungen wurden bei zwei verschiedenen Schrittlängen durchgeführt: bei 70 cm und bei 90 cm Schrittlänge. Dazu wurden entsprechende Markierungen am Fußboden angebracht, die die Probanden während des Gehens zu beachten hatten .

8.4.1.3 Auswertung der Messergebnisse

Zwei Regionen der Fußsohle wurden für die Auswertung ausgewählt: eine Fläche von 45 × 30 mm an der Beugeseite der Großzehen, und eine Fläche von 75 × 90 mm unter den Metatarsalköpfen auf (Abb. 8.8). In diesen Flächen wurden die Maximaldrucke („peak plantar pressure“) zusammengefasst ausgewertet [30, 31]. Es wurden bei jeder Druckregistrierung von 7–10 Schritten jeweils drei mittlere Schritte ausgewertet, die repräsentativ für das Schrittmuster erschienen, wie von Koch [18], Müller et al. [23] und anderen Autoren [26] empfohlen. Der mittlere Maximalwert („peak plantar pressure“, kg/cm^2) wurde für die weiteren Berechnungen benutzt,

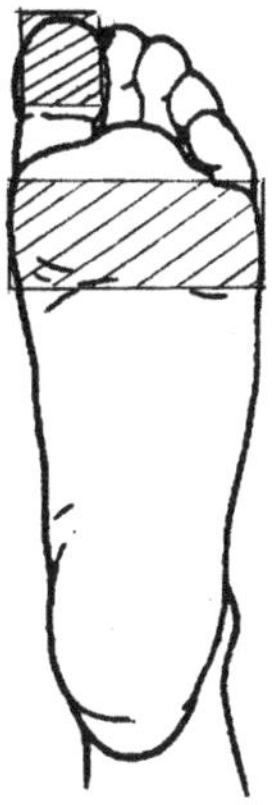

Abb. 8.8: „Regions of interest“, in denen die Bodenreaktionskräfte ausgewertet wurden.

und in Relativ-% der bei jeder einzelnen Versuchsperson ermittelten Referenzwerte transformiert. Als Referenzwerte wurden die Druckwerte (in kg/cm^2) benutzt, die beim kurzschrittigen Barfußgang auf Polyvinylchlorid (PVC)-beschichtetem Betonfußboden in einer Sandale aus 3 mm dickem Ethylenvinylacetat (EVA; Fa. Breidbach/Stumpf, Fulda) in den jeweiligen „regions of interest“ erhoben worden waren; sie wurden gleich 100 % gesetzt.

Der Barfußgang mit 70 cm Schrittlänge wurde als Referenz ausgewählt, weil bei kleinschrittigem Gang die Bodenreaktionskräfte am Fuß Minimalwerte aufweisen. Die Ergebnisse sind als Mittelwerte (mit Standardabweichung (SD)) rein deskriptiv dargestellt; auf eine statistische Analyse wurde wegen des geringen Stichprobenumfangs verzichtet.

8.4.2 Ergebnisse

Beim Gehen in den Sicherheitsschuhen wurden an den Beugeseiten der Großzehen um 59–68 % höhere Druckwerte (Atlas SPORT 500 ohne Stahleinlage) bzw. um 91–133 % höhere Druckwerte (Atlas DUO BAU 450 mit Stahleinlage) gemessen als beim kurzschrittigen Barfußgehen; die Druckbelastung im Diabetikerschuh war dagegen nur etwa 13–25 % höher als beim Barfußgehen. Bei längeren Schritten nahm die Großzehen-Druckbelastung barfuß und in den Sicherheitsschuhen zu, blieb jedoch im Diabetikerschuh unbeeinflusst. Im Metatarsalbereich waren die Plantardrucke in den Sicherheitsschuhen, im Diabetikerschuh und barfuß nahezu identisch (Tab. 8.2).

8.5 Diskussion

Der Hauptergebnis der vorliegenden Untersuchung an Patienten mit diabetischer Polyneuropathie besteht in dem Nachweis, dass in herkömmlichen Sicherheitsschu-

Tab. 8.2: Druckbelastung an der Beugeseite der Großzehen und unter den Metatarsalköpfen 1–5 bei 7 gesunden Männern. Barfußgang, kurze Schritte = 100 %.

	Kurze Schritte (70 cm)	
	Großzeh	Metatarsalköpfe
ASS-1	191 (SD 142)%	98 (SD 13)%
ASS-2	159 (SD 54)%	116 (SD 20)%
LucRo®	125 (SD 63)%	99 (SD 20)%
barfuß	100 %	100 %
	Lange Schritte (90 cm)	
	Großzeh	Metatarsalköpfe
ASS-1	233 (SD 192)%	103 (SD 15)%
ASS-2	168 (SD 62)%	126 (SD 28)%
LucRo®	113 (SD 48)%	103 (SD 22)%
barfuß	166 (SD 47)%	98 (SD 13)%

ASS-1 (Atlas DUO BAU 450 Sicherheitsschuh mit Stahlsohle), ASS-2 (Atlas SPORT 500 Sicherheitsschuh ohne Stahlsohle), LucRo® Diabetiker-Schuh), barfuß (Referenz-Sandale); vgl.Text.

hen an den Beugeseiten der Großzehen Hautläsionen entstehen können, in Assoziation mit erhöhten lokalen Druckbelastungen während des Gehens, und dass diese Befunde auf Konstruktionsmerkmale der Sicherheitsschuhe zurückgeführt werden können.

Gesunde Personen hatten in einer früheren Untersuchung beanstandet, dass Sicherheitschuhe „(...) Druckbeschwerden in der Zehenwurzellage beim Bücken (...)" hervorriefen. Die Autoren der Studie, Fischer und Mattil, hatten dazu ausgeführt: „diese Erscheinung ist (...) als schutzschuhtypisch anzusehen. Besonders stark tritt diese Beanstandung bei Tätigkeiten auf, die in der Hocke ausgeübt werden. Diese Beanstandung kann von der konstruktiven Seite nur in geringem Maße beeinflusst werden. Maßgebend ist hier die Biegesteifigkeit des Schuhbodens in der Biegezone, die entscheidend vom Bodenaufbau beeinflusst wird" [15]. In flexiblen Schuhen kommen solche Druckbelastungen nicht vor, wie eine Untersuchung von Nyska et al. [26] ergab. Sie stellten fest, dass im normalen, flexiblen Straßenschuh die Druckbelastung an der Beugeseite der Großzehen um ca. 50 % geringer ist als beim Barfußgang [26].

Mattil und Fischer [15] konnten bei ansonsten gesunden Männern nur in etwa 10 % der Fälle diese Beschwerden in Sicherheitsschuhen feststellen. Es müssen also – außer schuhbedingten Faktoren – individuelle prädisponierende Faktoren an der Ausbildung derartiger Beschwerden und Läsionen beteiligt sein, z. B. ein Hallux rigidus, oder eine besondere Zehenform und -länge (vergl. „ägyptischer" versus „griechischer" Fuß). In der vorliegenden retrospektiven Untersuchung konnten diese Hypothesen mangels spezifischer Daten nicht geklärt werden.

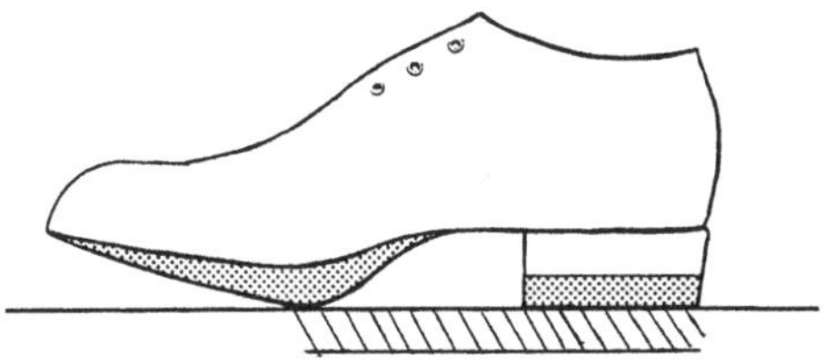

Abb. 8.9: Schuh mit Ballenrolle, schematisch, nach Münzenberg [24]. Schraffiert die Auflagefläche der Schuhsohle auf dem Boden.

Die Biegesteifigkeit des Schuhbodens in der Schuhspitze wird von der Länge der Zehenkappe, die den vorderen Schuhteil versteift, und vom Vorhandensein einer starren Stahleinlage bestimmt. Der Auffassung von Fischer und Mattil [15], dass die Druckbelastung der Großzehenbeugeseite von der konstruktiven Seite nur „in geringem Maße beeinflusst werden“ kann, widersprechen die Messergebnisse im Luc-Ro®-Schuh. Dieser Schuh ist ebenso biegesteif wie der Sicherheitsschuh mit Stahleinlage, ist aber im Unterschied zu diesem mit einer Ballenrolle versehen (Abb. 8.9). Die Ballenrolle verhinderte bei allen Trageversuchen eine Zunahme der Bodenreaktionskräfte (d. h. der Druckbelastung) an der Großzehenbeugeseite.

Aufgrund der Untersuchungsergebnisse ist es daher gut vorstellbar, dass Personen, die in Sicherheitsschuhen zu Druckbeschwerden bzw. druckbedingten Hautschäden an den Beugeseiten der Großzehen veranlagt sind, von der Anbringung einer Ballenrolle am Sicherheitsschuh profitieren.

Allerdings hat eine abgerundete Laufsohle, deren Konvexität entweder im Zehenbereich (Zehenrolle), im Bereich der Metatarsalköpfchen (Ballenrolle) oder unter dem Mittelfuß (Mittelfußrolle) lokalisiert sein kann [24] auch Nachteile: sie beeinträchtigt die Fußfunktion zwangsläufig. Zehen-, Ballen-, oder Mittelfußrollen unterbinden den Abstoßungsvorgang und verhindern somit das Beschleunigen, und sie reduzieren die Standstabilität aufgrund der verringerten Auflagefläche des Schuhs auf dem Boden (Abb. 8.9). Die Läsionen an der medialen Seitenfläche der Großzehen über dem Interphalangealgelenk lassen die Schlussfolgerung zu, dass hier die erforderliche „Zehenfreiheit“ in der Spitze des Sicherheitsschuhs nicht gegeben war. Die Großzehen müssen an der Innenseite der Schuhspitze auf einen unüberwindbaren Widerstand getroffen sein, am ehesten auf den Rand der stählernen Zehenkappe (Abb. 8.6), um die o. g. Läsionen zu manifestieren. Gemäß EN-344-1 müssen die Zehenkappen bei Schuhgrösse 41–45 mindestens 40 mm lang sein und reichen somit gerade bis etwa zum Interphalangealgelenk der Großzehe (siehe Abb. 8.6). Fischer und Mattil hatten bereits 1986 darauf hingewiesen, dass auch die Form der Zehenkappe für die Schäden an den Großzehen verantwortlich gemacht werden muss. Sie bezogen sich dabei auf anthropometrische Befunde von Helbig et al. [17] bei 1415 gesunden Männern (siehe Kap. 2, Abb. 2.3). Fischer und Mattil hatten daher zur Verbesserung der Passform die Änderung der Brandsohlen- und damit der Leistenform vorgeschlagen (Abb. 8.10).

Dass die Breite der Stahlzehenkappe in den vorliegenden Fällen meist nicht zu gering war [29], zeigt die geringe Häufigkeit ($n = 2$) von Verletzungen an den Sei-

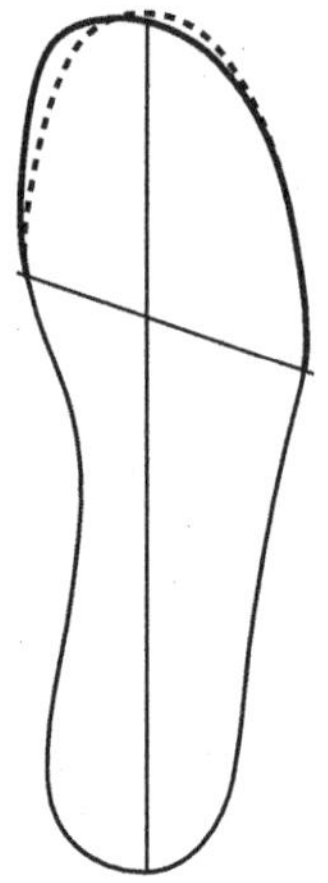

Abb. 8.10: Gestrichelte Linie: herkömmlicher, von der DGO empfohlener Brandsohlenumriss. Durchgezogene Linie: anthropometrisch definierter Brandsohlenumriss, nach Fischer und Mattil [15].

tenflächen der 2.–4. Zehen. Der 5. Zeh bleibt meist von Verletzungen durch die stählerne Zehenkappe ganz ausgenommen, weil er nicht von ihr bedeckt wird (Abb. 8.6). Es erscheint daher unwahrscheinlich, dass bei den Patienten der vorliegenden Studie die Läsion an den 4. Zehen durch Sicherheitsschuhe bedingt waren.

Ebenso erscheint aufgrund der Druckmessungen bei den gesunden Probanden unwahrscheinlich, dass die Läsionen der Patienten unter dem 1., 4. und 5. Metatarsalköpfchen sicherheitsschuhbedingt waren. Die Messungen hatten in diesem Bereich sowohl im Barfußgang als auch in den Sicherheitsschuhen wie im LucRo®-Schuh weder Druckerhöhungen ergeben noch Unterschiede zwischen den Schuhen bzw. Barfußgang gezeigt. Diese Ergebnisse deuten darauf hin, dass die bei den Patienten gefundenen Läsionen unter den Metatarsalköpfchen nicht spezifisch für Sicherheitsschuhe, sondern eher für die Füße der betroffenen Patienten sind. Bei Diabetikern mit Polyneuropathie sind in der Regel unter den Metatarsalköpfchen die Bodenreaktionskräfte beim Barfußgehen erhöht und nehmen bei Benutzung von geeignetem Schuhwerk deutlich ab [5, 9].

Bei Diabetikern ohne Neuropathie dagegen wurden im Barfußgang normale Druckwerte unter den Metatarsalköpfchen gemessen, wie bei Gesunden [28]. Bei Gesunden werden in flexiblen Schuhen höhere Druckwerte unter dem 1. Metatarsalköpfchen gefunden als beim Barfußgang [26]. Die vorliegenden Messergebnisse mit nahezu identischen Druckwerten im Metatarsalbereich in den Schuhen wie im Barfußgang können darauf zurückgeführt werden, dass es sich a) um gesunde Versuchspersonen handelte mit normal beschaffener Struktur und Funktion der Fußsohlengewebe, bei denen der Druck unter den Metatarsalköpfchen geringer ist als bei Diabetikern mit Polyneuropathie; b) bei allen zur Druckmessung benutzten Schuhen um starre, unflexible Schuhe gehandelt hat (nur in flexiblen Schuhen war die Druckbelastung unter dem 1. Metatarsalköpfchen höher als beim Barfußgang [26]); c) bei der „region of interest“ in der vorliegenden Studie um eine relativ große

Fläche (ca. 25 cm^2) unter allen fünf Metatarsalköpfchen handelte, während die in früheren Untersuchungen nachgewiesene Druckreduktion durch den LucRo® Schuh auf den Spitzendruck („peak pressure") in einer wesentlich kleineren „region of interest" (1 cm^2) unter dem 1. oder. 2. Metatarsalköpfchen bezogen war.

Die Läsionen der Patienten unter MTK 1,4 und 5 sind daher vermutlich nicht auf den Sicherheitsschuh zurückzuführen, sondern müssen eher als veranlagungsbedingt gelten, z. B. als Folge neuropathisch bedingter, individueller Pathologien der Fußform, -funktion, oder -motorik bzw. des Bewegungsablaufes.

Diese erste Untersuchung von Arbeits-Sicherheitsschuhen bei Diabetikern hat Pilot-Charakter. Ihre Aussagekraft ist durch eine Reihe von Limitationen eingeschränkt: da ist zum einen die kleine Fallzahl, die statistische Analysen unmöglich macht. Zum anderen konnte die experimentelle Erforschung der Verletzungsursachen nur indirekt an Gesunden erfolgen. Schließlich sind Messungen im Schuh nur eingeschränkt möglich: für die Messung von Scherkräften bzw. Krafteinwirkungen am Fußrücken ist überhaupt keine Technik vorhanden.

Die Messung der vertikalen Bodenreaktionskräfte (Pedobarographie) ist zwar elektronisch möglich, ist aber mit methodischen Problemen behaftet. Ein Problem der elektronischen Pedobarographie ist die technisch und biomechanisch bedingte Variabilität der Messergebnisse. Mit diesen Einschränkungen lassen sich die Ergebnisse der dynamischen Druckmessungen dennoch als Hinweise darauf werten, dass die starre Schuhspitze in Sicherheitsschuhen dem Abwickeln des Vorfußes beim Gehen Widerstand entgegensetzt und die Druckbelastung insbesondere an der Beugeseite der Großzehen erhöht. Verletzungen durch diese Konstruktionsmerkmale des konventionellen Sicherheitsschuhs können nur dadurch vermieden werden, dass der Träger sein Gangbild „spontan" schmerzinduziert bzw. unbewusst ändert (was nur bei erhaltener Schmerzsensibilität wahrscheinlich ist [31]) oder dass ihm die Änderung des Gangbildes dadurch aufgezwungen wird, dass eine Ballenrolle unter der Laufsohle angebracht wird [4, 5, 25]. Dies ist im industriell gefertigten LucRo®-Diabetikerschuh der Fall; entsprechende Sicherheitsschuhe mit Ballenrolle für neuropathische Füsse sind zur Zeit nicht industriell gefertigt erhältlich, sondern nur als Maßanfertigung.

Die vorliegenden Untersuchungsergebnisse müssen aufgrund der kleinen Fallzahlen zurückhaltend interpretiert werden, begründen jedoch zumindest die beiden folgenden Feststellungen: 1) Arbeits-Sicherheitsschuhe behindern aufgrund ihrer genormten Konstruktionsvorgaben (Stahlzehenkappe und Stahleinlage im Schuhboden) die Fußabwicklung beim Gehen und erhöhen dadurch die Druckbelastung an der Beugeseite der Großzehen; dieses Problem besteht für 10–50 % der Träger und könnte durch eine geänderte Konstruktion der Laufsohle (Anbringung einer Ballenrolle) minimiert werden. 2) Nicht fußformgerechte Schuhspitzen, die zudem noch aus unflexiblem Material (Stahl) bestehen, führen bei prädisponierten Personen zu Verletzungen der Seitenfläche der Großzehe; dieses Problem könnte durch Änderung des Brandsohlenumrisses minimiert werden.

Literatur

[1] Ahroni, J.H.; Boyko, E.J.; Forsberg, R. (1998) Reliability of F-Scan in-shoe measurements of plantar pressure. Foot Ankle Int 19: 668–673.

[2] Anonym (1996) Elekronische Druckverteilungsmessung-Systeme im Überblick. Orthopädieschuhtechnik Heft 4: 40–49.

[3] Brüggemann, G.P.; Kersting, U. (1997) Erfassung der Druckverteilung unter dem Fuß. Validierung und Vergleich von Messsystemen. Orthopädieschuhtechnik Heft 7/8: 40–45.

[4] Cavanagh, P.R.; Ulbrecht, J.S.; Caputo, G.M. (1996) Biomechanical aspects of diabetic foot disease: aetiology, treatment, and prevention. Diabetic Med 13/Suppl.: S17–S22.

[5] Chantelau, E. (2000) Footwear for the high risk patient. In: A.J.M. Boulton, H. Connor, P.R. Cavanagh (Hrsg) The Foot in Diabetes, 3rd Edition. Chichester: John Wiley & Sons 131–142.

[6] Chantelau, E. (2000) Untersuchung der Füße. In: M. Berger (Hrsg.) Diabetes mellitus. 2. Auflage. München, Urban & Fischer 89–96.

[7] Chantelau, E. (1999) Zur Pathogenese der diabetischen Podopathie. Internist 40: 994–1001.

[8] Chantelau, E.; Breuer, U.; Leisch, A.C.; Tanudjaja, T.; Reuter, M. (1993) Outpatient treatment of unilateral diabetic foot ulcers with 'Half Shoes'. Diabetic Med 10: 267–270.

[9] Chantelau, E.; Haage, P. (1994) An audit of cushioned diabetic footwear: relation to patient compliance. Diabetic Med 11: 114–116.

[10] Ctercteko, G.C.; Dhanendran, M.; Hutton, W.C.; Le Quesne, L.P. (1981). Vertical forces acting on the feet of diabetic patients. Br J Surg 68: 608–614.

[11] Europäische Norm EN 344-1 (1997) Deutsche Fassung EN 344: 1992 + A1:1997. Berlin, Beuth Verlag.

[12] Europäische Norm 344-2 (1996) Deutsche Fassung EN 344-2: 1996. Berlin, Beuth Verlag.

[13] Europäische Norm 345 (1997) Deutsche Fassung EN 345:1992 + A1:1997. Berlin, Beuth Verlag.

[14] Europäische Norm 345-2 (1996) Deutsche Fassung EN 345-2:1996. Berlin, Beuth Verlag.

[15] Fischer, W.; Mattil, K. (1986) Fussgerechte Schuhleisten für Schutzschuhe. Schriftenreihe der Bundesanstalt für Arbeitsschutz-Forschung- Fb 476. Bremerhaven, Wirtschaftsverlag NW.

[16] Harkless, L.B.; Lavery, L.A.; Felder-Johnson, K.: Diabetic ulceration-classification and management. In: K. Bakker, A.C. Nieuwenhuijzen-Kruseman (Hrsg) (1991) The Diabetic Foot. Proceedings of the First International Symposium on the Diabetic Foot. Amsterdam, Excerpta Medica 78–82.

[17] Helbig, K.; Jürgens, H.W.; Pieper, U. (1981) Anthropometrische Grundlagen für Sicherheitsschuhwerk für Männer. Forschungsbericht Nr. 268 der Bundesanstalt für Arbeitsschutz und Unfallforschung, Dortmund. Bremerhaven, Wirtschaftsverlag NW.

[18] Koch, M. (1993) Plantardruckmessung mit der TEKSCAN Sensorfolie. Biomed Technik 38: 243–248.

[19] Larsen, K.; Holstein, P.; Deckert, T. (1989) Limb salvage in diabetics with foot ulcers. Prosthetics Orthotics Int 13: 100–103.

[20] Lehmacher, E.J.; Berger, M. (1992) Die Geschichte der Rydel-Seifferschen Stimmgabel. Mainz, Kirchheim.

[21] Maier, E. (1989) 25 Jahre Kinderschuhreform: was wurde erreicht? Sozialpädiatrie in Praxis und Klinik 11: 712–717.

[22] Maier, E. (1992) Prävention der chronischen Veneninsuffizienz: Auf qualifizierte medizinische Fusspflege kann nicht verzichtet werden! Der Fuss 43: 12–22.

[23] Müller, M.J.; Strube, M.J.; Allen, B.T. (1997) Therapeutic footwear can reduce plantar pressures in patients with diabetes and transmetatarsal amputation. Diabetes Care 20: 637–641.

[24] Münzenberg, K.J. (1998) Orthopädisches Schuhwerk. Konstruktion, Indikation, Musterrezepte. Darmstadt, Steinkopff.

[25] Nawoczenski, D.A.; Birke, J.A.; Coleman, W. (1988) Effect of rocker sole designs on plantar forefoot pressures. J Am Podiatr Med Assoc 78: 455–460.

[26] Nyska, M.; McCabe, C.; Linge, K.; Laing, P.; Klenerman, L. (1995) Effect of the shoe on plantar foot pressures. Acta Orthop Scand 66: 53–56

[27] Reiber, G.E. (1994) Who is at risk of limb loss and what to do about it? J Rehab Res Dev 31: 357–362.

[28] Schaff, P. (1994) Die durchschnittliche Druckbelastung in den verschiedenen Bereichen der Fußsohle des Diabetikers. Med Orth Tech 114: 30–37.

[29] Schröer, O. (1999) Wirkung der Schuh-Vorderkappe auf den interdigitalen Druck- Gefahr für den diabetischen Fuss. Med Orthop Tech 119: 58–61.

[30] Stess, R.M.; Jensen, S.R.; Mirmiran, R. (1997) The role of dynamic plantar pressures in diabetic foot ulcers. Diabetes Care 20: 855–858.

[31] Uhlenbruck, C. (1998) Einfluss der diabetischen Polyneuropathie auf die Schwielen-induzierte Lastverlagerung an der Fuss-Sohle. Diab Stoffw 7: 131–135.

9 Schuhgestaltung bei diabetischer Podopathie: Biomechanische und klinische Aspekte

Ernst Chantelau

9.1 Einleitung

9.1.1 Gefährdete Füße brauchen beschützende Schuhe!

Viele Patienten mit diabetischer Podopathie benötigen spezielles, medizinisch zweckmäßiges Schuhwerk zum Schutz vor der „normalen" Traumatisierung ihrer kranken Füße beim Gehen. Gerade Patienten mit erheblichen Fußdeformierungen und früherem Fußgeschwür brauchen form- und funktionsgerechte Spezialschuhe („Diabetikerschuhe") – sie dürfen keine Modeschuhe tragen.

9.1.2 Wunden sind wie Baustellen – betreten verboten!

Jeder Tritt auf eine offene Fußwunde ist ein Schritt hin zur Amputation; dagegen ist die vollständige Druckentlastung einer Fußwunde die Grundvoraussetzung ihrer Abheilung. Füße und Schuhe dürfen also erst NACH Abheilung einer Fußwunde wieder benutzt werden. Es gibt keine Schuhe, die offene Fußwunden abheilen. Die Schuhversorgung bei diabetischer Podopathie dient einzig der Prophylaxe von Fußverletzungen [24]. Keine Schuhe bei bestehendem Fußgeschwür!

9.2 Traumatisierung des Fußes beim Gehen

9.2.1 Traumatisierung des Fußes durch die normale Krafteinwirkung

Die stärksten Kräfte wirken beim Gehen auf den Vorfuß, plantarseits im Bereich der Metatarsalköpfe während des Abstoßens, der Abwicklung des Fußes. Dabei werden Fußsohle und -Gelenke physiologischerweise kurzzeitig traumatisiert.

Beim Abstoßen des Fußes drückt für Sekundenbruchteile nicht nur die gesamte Körpermasse auf nur ca. 5 Quadratzentimeter Fußsohle und die darunterliegenden winzigen Strukturen – die Grundgelenke des 1. und 2. Zehs. Es kommen noch die viel größeren Kräfte hinzu, die die Beinmuskeln erzeugen, um den gesamten Körper vorwärts zu schieben und zu beschleunigen. Die Druckwirkungen der Körpermasse und der Beinmuskeln bilden zusammen die Bodenreaktionskräfte, die bei jedem Schritt an der Fußsohle wirksam werden!

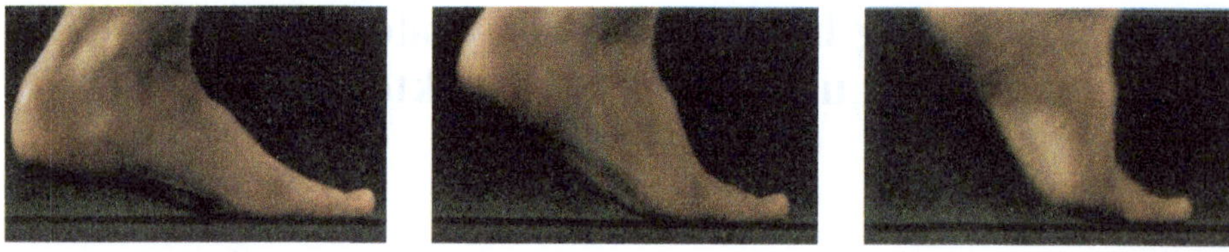

Abb. 9.1: Aktion des Fußes beim Gehen: der Fuß stößt sich vom Boden ab und bewegt so den Menschen vorwärts.

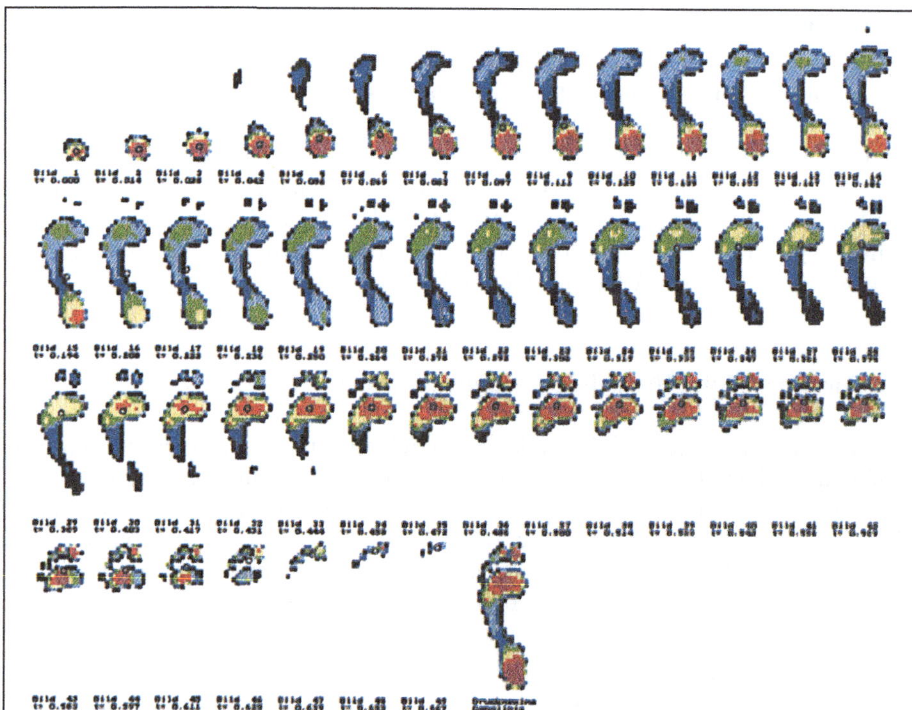

Abb. 9.2: Bodenreaktionskräfte beim Abwicklungsvorgang eines normalen Fußes. Links oben: Aufsetzen der Ferse. Rechts Mitte, links unten: Abstoßung des Vorfußes. Pedobarographie, nach Mitternacht [12] (mit freundlicher Genehmigung des Maurer Verlags, Geisslingen).

Diese Bodenreaktionskräfte können für den Bruchteil von Sekunden mehrere 100 kg/cm^2 betragen, zum Beispiel beim Laufen, Sprinten oder Springen oder beim Abbremsen im vollen Lauf – dabei kann der Fuß verletzt werden. Die Ferse nimmt beim Aufsetzen des Fußes auf harten Untergrund auch sehr viel Druck auf, ist aber durch ihr Fettpolster besser vor Überlastungsschäden geschützt als die Zehengrundgelenke.

9.2.2 Traumatisierung des Fußes durch Schuhwerk

In handelsüblichem normalem Modeschuhwerk entsteht die maximale Druckbelastung beim Gehen im Vorfußbereich [8]. Darüberhinaus werden die Plantar-, Dorsal- und Seitenflächen der Zehen bei jedem Schritt traumatisiert durch das Vorwärtsgleiten (Einquetschen) des Fußes in die enge und harte „Konsumschuh"-Spitze (beim Beugen des Fußes in den Zehengrundgelenken, der „Abwicklung" des Fußes). Dabei kann der Fuß verletzt werden.

9.3 Strategien zur Vermeidung von Fußtraumatisierungen

9.3.1 Vermeidung des Gehens, Laufens, Springens

Beim Gehen, Laufen oder Springen werden teilweise erhebliche Kräfte erzeugt, die auch bei Gesunden zu Haut- und Knochenverletzungen am Fuß führen können. Solche Sportverletzungen kommen z. B. beim Marathonlauf vor oder beim Tennismatch. Steffi Graf hat sich bekanntlich während ihrer aktiven Zeit mehrmals Fußfrakturen zugezogen. Ahrweiler [1] hat als erster nachgewiesen, dass Patienten mit abgeheiltem, diabetischen Fußgeschwür seltener neue Geschwüre bekamen, wenn sie weniger „auf den Beinen" waren als Vergleichspatienten. Die Füße nicht zu benutzen kann zwar vor Fuß-Verletzungen schützen, ist aber unpraktisch. Um gehen zu können, ohne sich einer Verletzungsgefahr auszusetzen, ist für diese Patienten Spezialschuhwerk vonnöten.

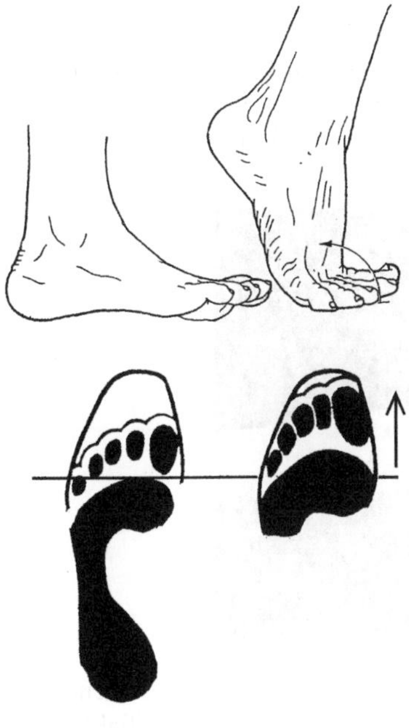

Abb. 9.3: Einquetschen der Zehen in die Schuhspitze beim Abwickeln des Vorfußes, nach [22].

9.3.2 Spezialschuhwerk zur Vermeidung von Fußtraumatisierungen beim Gehen

Normales „Konsum"-Schuhwerk hat keine definierte medizinische Zweckbestimmung. Normales Schuhwerk kann daher aufgrund seines Zuschnitts, seiner Machart und der verwendeten Materialien bereits bei „normalem" Gebrauch bei bestimmten Fußkrankheiten Gesundheitsschäden hervorrufen.

Soll die „normale" Traumatisierung des Fußes beim Gehen gemindert werden, sind bestimmte Schuhkonstruktionen erforderlich: stoßdämpfendes Material, das den Metatarsalköpfen unterlegt wird, polstert die Fußsohle und mindert punktuell die Druckbelastung (vgl. Abschn. 9.3.2.1). Druckspitzen werden aber auch dadurch verringert, dass während der gesamten Abwicklung des Fußes ein ununterbrochener Vollkontakt der Fußsohle mit dem Schuhboden hergestellt wird (durch eine entsprechend abgeformte und feste Fußbettung im Schuh, plus Ballenrolle unter der Laufsohle, vgl. Abschn. 9.3.2.2) – dadurch kommt es zur Lastverteilung auf die gesamte Fußsohlenfläche und damit zur Verringerung der Druckbelastung pro Quadratzentimeter. Schließlich wird durch nachgiebiges Oberleder im Bereich der Schuhspitze – ohne Vorderkappe! – den Zehen mehr Raum gegeben, und das Einquetschen der Zehen in der Schuhspitze beim „Abwickeln" des Fußes vermieden (vgl. Abschn. 9.3.2.3).

9.3.2.1 Reduktion der Druckbelastung durch Stoßdämpfung

Bei undeformierten diabetischen Füßen mit erhaltener Gelenkbeweglichkeit reicht es aus, die Metatarsalköpfe durch stoßdämpfendes Material zu polstern. Das Material, z. B. mikrozellulärer Gummi, sollte eine Shore-A-Härte von ca. 20° haben und die plantaren Spitzendrucke im Metatarsalbereich um mehr als 30 % reduzieren (im Vergleich zum Barfußlaufen auf glattem Betonboden). Schuhe mit derartigen Materialeigenschaften – wenn sie mehr als acht Stunden täglich getragen werden – führen zu klinisch signifikanter Verminderung von Plantarulzerationen (s. u.).

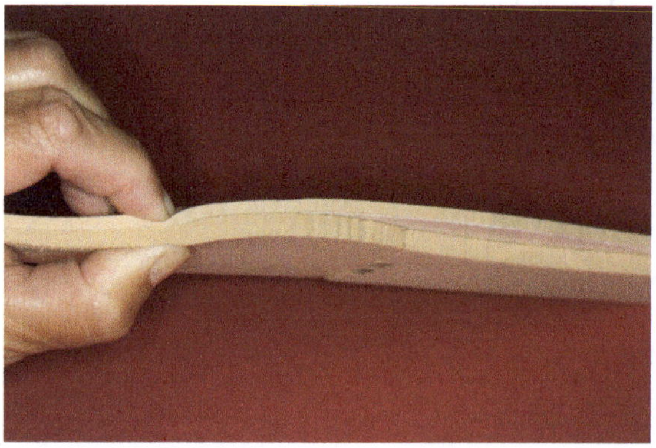

Abb. 9.4: Stoßdämpfende, konfektionierte, unangeformte Innensohle bestehend aus drei Komponenten (hinterer Teil 6 mm Lunasoft®, 42°-Shore A Härte, vorderer Teil 6 mm Lunaflex®, 20°-Shore A Härte, mit 3 mm dickem P2® überzogen, 17°-Shore A Härte).

9.3.2.2 Reduktion der Druckbelastung durch Lastverteilung

Bei deformierten Füßen mit eingeschränkter Gelenkbeweglichkeit, z. B. nach Gelenkfrakturen (Charcot-Fuß), sollte der Schuh so gestaltet werden, dass die Beugung der Tarsophalangealgelenke und der Tarsometatarsalgelenke, wie sie beim Gehen physiologisch ist, unterbunden wird. „Steife Schuhe für steife Füße". Dazu wird die Fußsohle im Vollkontakt auf einen versteiften Schuhboden gebettet und zur Ermöglichung der Abwicklung/Abrollung des (auf diese Weise stillgestellten) Fußes beim Gehen eine Ballenrolle unter der Laufsohle angebracht. Auf diese Weise wird in jeder Phase des Gehens ständig die Druckbelastung auf die gesamte Fläche der Fußsohle (ca. 150 cm^2) verteilt; d. h. Druckspitzen werden völlig vermieden, und der Druck pro Quadratzentimeter Fußsohle (Druck = Kraft/Fläche) ist in jeder Phase des Gehens gleichmäßig und erheblich reduziert.

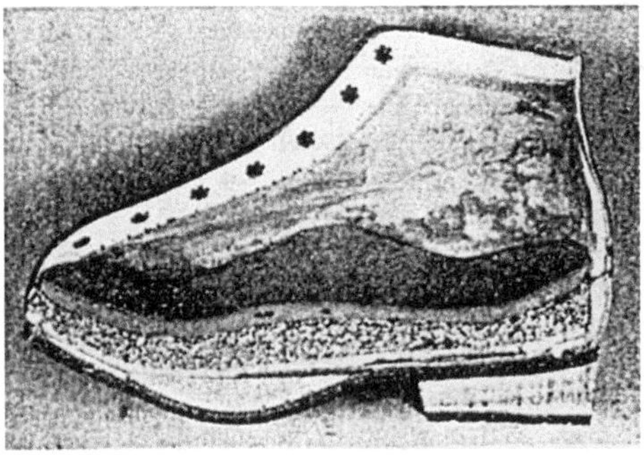

Abb. 9.5: Schuh mit Vollkontakt-Fußbettung aus Kork-Leder, Sohlenversteifung und Ballenrolle.

Die Nachteile dieser Schuhgestaltung bestehen zum einen darin, dass keine Beschleunigung möglich ist, da das Abstoßen des Fußes verhindert wird; zum anderen ist die Standsicherheit vermindert aufgrund der verminderten Standfläche der Laufsohle [14].

9.3.2.3 Keine Vorderkappen

Zur Vermeidung von Druckläsionen an den Zehen sollte das Oberleder im Bereich der Schuhspitze besonders weich und nachgiebig sein (vgl. Abb. 3.2 in Kapitel 3).

Das bedeutet, dass die im normalen „Konsumschuhwerk" üblichen Vorderkappen in Spezialschuhen für den diabetischen Fuß nicht enthalten sein dürfen. Eine randomisierte klinische Studie von Schuhen mit und ohne Vorderkappe [19] und eine experimentelle technische Untersuchung der Druckentwicklung in der Vorderkappe [22] bestätigen die mögliche Schädigung des diabetischen Fußes bzw. der „diabetischen Zehen" durch die „normale Vorderkappe".

9.3.2.4 Kein dekolletierter Schuh, sondern Fixierung des Schuhs über dem Spann

Um die Zehen vor Druckschäden zu schützen, darf die Fixierung des Schuhs am Fuß nicht wie bei dekolletierten Schuhen (Pumps) durch Einquetschen der Zehen in die Schuhspitze geschehen.

Der Spezialschuh für den diabetischen Fuß wird daher durch eine feste Schnürung über dem Spann am Fuß gehalten, so dass der Fuß beim „Abwickeln" nicht in die Schuhspitze hineinrutscht und die Zehen nicht eingequetscht werden (Abb. 9.6, 9.7).

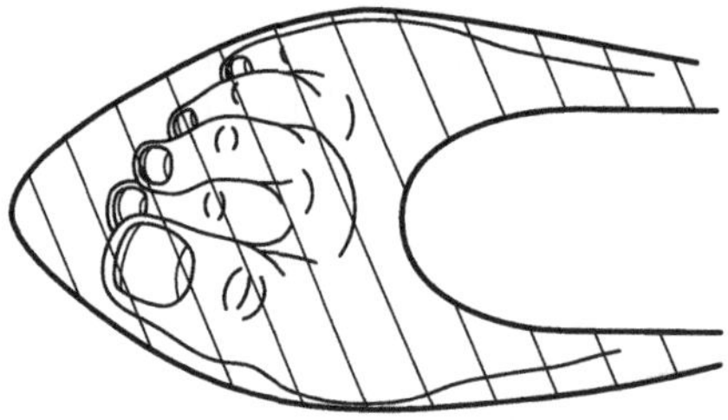

Abb. 9.6: Zehenpartie des Fußes in einem Pumps (schematisch).

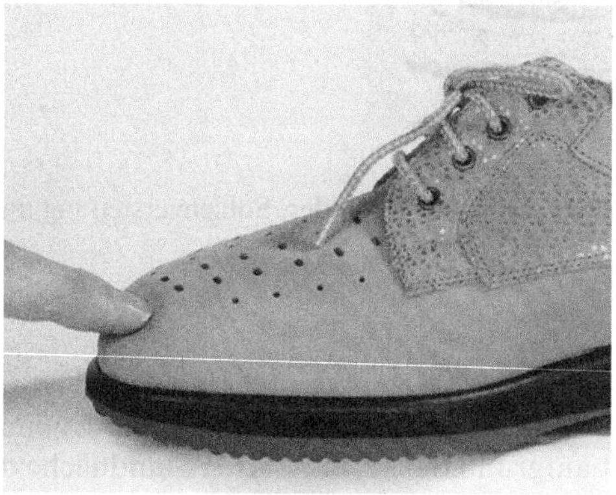

Abb. 9.7: Schnürung über dem Spann hält den Schuh am Fuß, ohne die Zehen zu quetschen.

9.4 Studien zur Schuhversorgung bei diabetischer Podopathie – was ist gesichert?

Die unter 9.3.2 genannten Vorgaben zur Schuhgestaltung für neuropathische Füße hat Frank I. Tovey, der lange in Indien gelebt und Patienten mit Lepra behandelt hatte, bereits vor 20 Jahren zusammengestellt [24]. Sie scheinen selbstverständlich (self-evident) zu sein, erfordern aber heutzutage die Bestätigung durch wissenschaftliche Studien im Sinne der Evidenz-basierten Medizin. Tovey hat solche Untersuchungen nicht für nötig gehalten.

Wie soll der medizinische Nutzen von Schuhen wissenschaftlich untersucht werden? Es hat sich gezeigt, dass apparative Prüfungen allein einen eventuellen klinischen Nutzen nicht vorhersagen können. Zwar stehen moderne Techniken zur Verfügung, um die Druckbelastung des Fußes im Schuh während des Gehens zu messen (dynamische Plantardruckmessung, Pedobarographie). Doch, wie Baumann et al. [4] feststellten: „Selbst bei Diabetespatienten, bei denen schon die meisten Erfahrungen mit der Druckverteilungsmessung vorliegen, ist es bisher nicht gelungen, einen sogenannten „kritischen Druck“ zu definieren, der näherungsweise den pathologischen und den noch tolerablen physiologischen Druckwert unterscheidet bzw. festlegt. Dies liegt vor allem daran, dass der Druckwert allein nicht das Gefährdungspotenzial (...) beschreiben kann“. Armstrong et al. [2] bestätigten mit ihren Untersuchungen, dass plantare Druckwerte nur eine sehr geringe Sensitivität und Spezifität zur Vorhersage eines diabetischen Fußgeschwürs haben, und stellten fest: „there is no single level of foot pressure..that will indicate with certainty that a subject will ulcerate“ [2]. Die pedobarographischen Plantardruck-Messwerte sind demnach allenfalls als Surrogat-Parameter zu bewerten.

Nicht technische, sondern klinische Prüfungen von Schuhen sind daher zu fordern, mit relevanten klinischen Endpunkten wie Amputation oder Fußgeschwür. Auch sollten die wichtigsten Parameter beachtet werden, die patientenseitig die Ausbildung relevanter klinischer Endpunkte beeinflussen: die periphere arterielle Verschlusskrankheit (PAVK), die Polyneuropathie (PNP), die Häufigkeit und Korrektheit der Schwielenpflege und die Dauer der Benutzung der zu prüfenden Spezialschuhe. Schließlich müssen auch eventuelle Nebenwirkungen der zu prüfenden Spezialschuhe in Betracht gezogen werden, z. B. die Auswirkungen auf das Gangbild, auf die Standsicherheit und auf die Gehfunktionen.

Auf eindeutigen wissenschaftlichen Wirksamkeits-Nachweisen für Spezialschuhwerk muss bestanden werden, denn

a) die Kosten für medizinische Hilfsmittel gehen zulasten der gesetzlichen Krankenversicherung. Hilfsmittel müssen daher den Standards der Gesetzlichen Krankenversicherung entsprechen. Und
b) die Kosten für solche Schuhe sind höher als für normales Modeschuhwerk – es muss dann natürlich auch ein entsprechender Nutzen erwartet werden können!

9.4.1 Untersuchung der Druckreduktion durch Schuhwerk

Mit der Technik der dynamischen Druckmessung im Schuh während des Gehens (Pedobarographie) wurde die Druckbelastung der Füße bei unterschiedlichen Schuharten, -konstruktionen und -materialien untersucht. Alle Studien zur Druckreduktion waren nur wenige Minuten dauernde Experimente mit einer Messmethodik, die bis heute nicht standardisiert ist: Details der Durchführung der Messungen (Ganggeschwindigkeit, Schrittlänge etc.) sind nicht festgelegt. Die Präzision der von verschiedenen Firmen angebotenen Druck-Messfühler, ihre Temperaturabhängigkeit, ihre Eichung, etc. sind nicht evaluiert und unter Umständen zwischen verschiedenen Mess-Systemen nicht vergleichbar. Die Dimensionen der Messwerte ist nicht standardisiert: sind Absolutwerte anzugeben, Druckwerte in Prozent des Körpergewichtes, als kg/cm^2, N/cm^2, kPa oder „Druck per Zeit“, oder sind intraindividuelle Druck-Abweichungen im Vergleich zu einer Referenzmessung anzugeben?

Wegen dieser Ungenauigkeiten der Messmethodik können die Ergebnisse der in Tab. 9.1 zusammengefassten Studien nur anzeigen, dass unterschiedliche Konstruktionsmerkmale von Schuhwerk die „normale“ Traumatisierung des Fußes beim Gehen um verschiedene Prozentsätze reduzieren können – ohne Gewähr für klinische Nutzeffekte. Die Druckreduktion ist als Surrogatparameter zu bewerten, nicht als klinischer Endpunkt.

9.4.2 Studien von klinischen Endpunkten

Es gibt nur wenig Endpunktstudien zu den Effekten von druckreduzierendem Spezialschuhwerk bei diabetischer Podopathie. Der wichtigste klinische Endpunkt ist das Fußgeschwür. Die vielschichtige Problematik bei fast allen bisherigen Schuh-Untersuchungen besteht aber nun u. a. darin, dass der Endpunkt Fußgeschwür nicht nur vom Schuhwerk abhängt, sondern zum Beispiel auch vom Schwielenwachstum und der Schwielenabtragung. Andererseits ist die Compliance der Patienten mit dem Spezialschuhwerk bis heute nicht objektiv nachweisbar (das ginge nur durch einen im Schuh eingebauten Sensor), so dass man nicht genau weiß, ob und wie lange der zu untersuchende Spezialschuh auch wirklich getragen worden ist. Schließlich handelt es sich bei den Patienten, die diese Spezialschuhe tragen und testen sollten, um Menschen ohne Gefühl in den Füßen: eine genaue Angabe über die Bedingungen des Auftretens eines Fußgeschwürs (Schuh-bedingt, nicht Schuh-bedingt?) kann von ihnen nicht erwartet werden. Alle diese methodischen Einschränkungen müssen bedacht werden, wenn es darum geht, die Ergebnisse von Schuh-Studien bei diabetischer Polyneuropathie zu bewerten. In Tab. 9.2 sind die relevanten Endpunktstudien zusammengefasst.

Die neueste Endpunktstudie ist die von Reiber et al. [18] in den USA. An 400 Diabetespatienten ohne gröbere Fußdeformitäten (232 mit Polyneuropathie) wurden druckreduzierende Spezialschuhe geprüft, die entsprechend den Vorgaben von Tovey [24] konstruiert worden waren. Die Hälfte der Schuhe war mit einer Standard-Polstereinlage versehen, die andere Hälfte mit einer nach Maß gefertigten Fußbettung (entsprechend der „diabetesadaptierten Fußbettung“ des Hilfsmittelverzeichnisses Produktgruppe 31). Studien-Endpunkt war das Geschwürs-Rezidiv innerhalb von zwei Jahren. Die Ergebnisse sind in Tab. 9.3 und 9.4 zusammengefasst.

Die Studie von Reiber et al. [18] zeigt, dass geeignete Spezialschuhe bei diabetischen Risikopatienten (mit diabetischer Polyneuropathie) die Geschwürsrate bedingt durch falsches Schuhwerk senken, und dass eine Standard-Polstereinlage dabei einen größeren Nutzen bringt als die „diabetesadaptierte Fußbettung“.

Tab. 9.1: Reduktion der Druckspitzen während des Gehens in unterschiedlich gestaltetem Schuhwerk.

Literatur	Sohlenmaterial, Sohlengestaltung	Probanden	Vergleich mit	Reduktion der Druckspitzen unter den Metatarsalköpfen
[21]	PPT, Berkelast, PZ, MCR 7 mm	Gesunde	Barfußgehen	0–40 %, je nach Material
[21]	Joggingschuh	?	Modeschuh mit Ledersohle	30 %
[20]	Modeschuh	Gesunde Diabetiker	Barfußgehen	30 % (Gesunde) 35 % (Diabetiker)
[6]	maßgefertigte Einlagen, PZ + MCR, 10 mm	Diabetiker	Barfußgehen	50 %
[15]	Modeschuhe aus Leder/Gummi	Gesunde	Barfußgehen	50 %
[16]	Joggingschuhe	Gesunde, Diabetiker	Barfußgehen	30 %
[15]	Modeschuhe mit Ledersohle	Gesunde, Diabetiker	Barfußgehen	< 10 %
[9]	Bequemschuhe mit Einlagen	Diabetiker	Leinenturnschuhe	12 %
[9]	Konfektionsschuh plus 4 mm PZ-Einlagen	Diabetiker	Konfektionsschuh ohne Einlagen	5–20 %
[11]	PPT 2–13 mm	Diabetiker	Barfußgehen	21–29 %
[26]	Alcapy/PPT 3 mm	Diabetiker	Barfußgehen	< 10 %
[7]	Modeschuhe mit Ledersohle	Diabetiker	Barfußgehen	0 %
[7]	Joggingschuhe	Diabetiker	Barfußgehen	35 %
[7]	Bequemschuhe mit Korkeinlage	Diabetiker	Barfußgehen	0 %
[7]	Bequemschuhe mit PPT-Einlage	Diabetiker	Barfußgehen	35 %
[13]	Ballenrolle	amputierte Diabetiker	normale Schuhe	25 %
[17]	Ballenrolle plus EVA-Einlage 10 mm	Diabetiker	normale Schuhe ohne Einlage	35–65 %
[5]	Ballenrolle mit verschied. Höhe	???	normale Schuhe	40–55 %
[9]	Vollkontakt-Gehgips mit Abrollhöcker	Diabetiker	Modeschuhe	84 %
[26]	Ballenrolle, sehr flach	Diabetiker	Barfußgehen	< 10 %

PPT = Polyurethanschaum, offenzellig; PZ = Plastazote (Polyethylenschaum); MCR = Mikrozellulär-Gummi

Tab. 9.2: Klinische Wirksamkeit von druckentlastendem Schuhwerk bei Hochrisko-Diabetes-Patienten mit schwerer Polyneuropathie und abgeheiltem Fußgeschwür.

Literatur	Schuhart, Materialien	Druckspitzen-reduktion	Unterschied zum Vergleichsschuh
[6]	nach Tovey [24] Fußbett nach Abdruck, PZ + MCR	50% vs. Barfußgehen	minus 50% Rezidive vs. Modeschuh, in 2 Jahren
[25]	nach Tovey [24] Konfektionsschuh + flache Ballenrolle	?	minus 50% Rezidive vs. Modeschuh, in 1 Jahr
[21]	Fußbett nach Maß, Ballenrolle	25% vs. Modeschuh	minus >50% Hautläsionen vs. Modeschuh in 1 Monat
[3]	nach Tovey [24] Konfektionsschuh + Einlage/ Laufsohle viskoelastisch	30% vs. Barfußgehen	minus <50% Rezidive vs. Modeschuh in 1 Jahr
[23]	nach Tovey [24] Konfektionsschuh + viscoelast. Einlage + flache Ballenrolle	30% vs. Barfußgehen	minus 50% Rezidive vs. Modeschuh in 1 Jahr
*	nach Tovey [24] LucRo®-Schuh + konfektion. 10 mm Polstereinlage + flache Ballenrolle	30% vs. Barfußgehen	minus 45% Rezidive vs. Modeschuh in 1 Jahr
[18]	flache Ballenrolle + konfekt. 12 mm Polstereinlage	?	minus 60% Rezidive vs. Modeschuh in 2 Jahren
[18]	flache Ballenrolle + „diabetes-adaptierte Fußbettung“	?	kein Unterschied bei Rezidiven vs. konfektion. 12 mm Polstereinlage in 2 Jahren

* K. Busch, Kap. 3

Tab. 9.3: Einfluss von Schuhwerk auf die Entstehung von Fußgeschwürs-Rezidiven bei Diabetikern, nach Reiber et al. [18].

	Anteil (%) von Patienten mit Fußgeschwürs-Rezidiven in 2 Jahren bei Benutzung von		
	Modeschuhen	Spezialschuhen mit diabetesadaptierter Fußbettung	Spezialschuhen mit Standard-Polster-Einlage
Patienten, n	160	121	119
alle Geschwürs-Rezidive	17%	15%	14%
nur Schuh-bedingte Geschwürs-Rezidive	12%	9%	2%*

* $p < 0{,}05$ im Vergleich zu Modeschuhen

Tab. 9.4: Einfluss von Schuhwerk auf die Entstehung von Fußgeschwürs-Rezidiven bei Diabetikern mit und ohne Polyneuropathie, nach Reiber et al. [18].

	Anteil (%) Schuh-bedingter Geschwürs-Rezidive an allen Geschwürs-Rezidiven in 2 Jahren bei Benutzung von		
	Modeschuhen	Spezialschuhen mit diabetesadaptierter Fußbettung	Spezialschuhen mit Standard-Polster-Einlage
168 Patienten ohne Polyneuropathie	3/12 (25%)	0/0 (0%)	0/0 (0%)
232 Patienten mit Polyneuropathie	19/37 (51%)	7/25 (28%)*	2/22 (9%)*

* $p < 0{,}05$ im Vergleich zu Modeschuhen

Wie auch in der Studie von Busch (vgl. Kap. 3) waren in der amerikanischen Studie Diabetes-Spezialschuhe klinisch eindeutig nutzbringend nur bei Hochrisikopatienten mit diabetischer Podopathie, insbesondere bei solchen mit Polyneuropathie, die bereits einmal ein Fußgeschwür hatten. Bei Patienten ohne Polyneuropathie ist der Nutzen nicht erwiesen, wie Reiber et al. [18] gezeigt haben. Bei Patienten ohne Fußgeschwür in der Vorgeschichte ist der Nutzen von Diabetes-Spezialschuhen ebenfalls nicht erwiesen (siehe K. Busch, Kap. 3, dieser Band). Der Nutzen einer „diabetesadaptierten Fußbettung“ ist bei diabetischer Podopathie ohne gröbere Fußdeformierung überhaupt nicht erwiesen [18].

9.5 Schuhversorgung bei diabetischer Podopathie – was ist *nicht* gesichert?

9.5.1 Die Produktgruppe 31 des Hilfsmittelverzeichnisses

Nicht durch wissenschaftliche Befunde gesichert sind die Indikationsstellungen und Produktdefinitionen der Schuhversorgung bei Diabetes mellitus, wie sie vom Bundesverband der Innungskrankenkassen im Hilfsmittelverzeichnis in der Produktgruppe 31 (Schuhe) niedergelegt wurden. Kein Wunder, denn die Vorlage zu dieser Produktgruppe war nicht medizinischer Sachverstand, sondern die Preisliste der Orthopädieschuhmacher-Innung von Baden Württemberg. Insbesondere die so genannte „diabetesadaptierte Fußbettung mit Ulkuseinbettung“ zur Behandlung aktiver diabetischer Ulzera ist weder experimentell noch klinisch durch Studien abgesichert (im Gegensatz zur völligen Druckentlastung als Grundvoraussetzung der Ulkusheilung).

9.5.2 Die Qualität der im Hilfsmittelverzeichnis gelisteten Produkte

Gemäß Medizinproduktgesetz sind alle Hilfsmittel in der Produktgruppe 31 eindeutig Medizinprodukte, auch die orthopädischen Maßschuhe für den diabetischen Fuß.

Auf den Markt gebrachte Medizinprodukte müssen nicht nur ihre Sicherheit, sondern auch ihre Wirksamkeit gegenüber den Behörden (z. B. gegenüber dem Technischen Überwachungsverein TÜV) dokumentieren. Um beides hat sich das Handwerk bei der orthopädischen Schuhversorgung des diabetischen Fußes erfolgreich herumgedrückt.

Der verordnende Arzt stellt die Indikation für die Schuhverordnung; er muss die Schuhverordnung dementsprechend definieren und dem Leistungserbringer angeben. Er sollte auch die erbrachte Leistung (d. h. den Schuh) kontrollieren, denn er ist schließlich – durch seine Verordnung – mit haftbar für eventuelle Schäden, die ein Patient durch mangelhafte Hilfsmittel-Qualität erleiden könnte. Dies gilt insbesondere für die Schuhversorgung von Patienten mit diabetischer Podopathie: sie können nicht fühlen, ob die Schuhe passen! Darum muss der Arzt, stellvertretend für seine neuropathischen Patienten, die Eignung eines jeden Schuhhilfsmittels in jedem Einzelfall bestätigen, ehe die Krankenkasse die Schuhe bezahlt.

Literatur

[1] Ahrweiler, F. (1999) Körperliche Aktivität und diabetisches Fußulkus. Diab Stoffw 8: 95–100.

[2] Armstrong, D. G.; Peters, E. J. G.; Athanasiou, K. A.; Lavery, L. A. (1998) Is there a critical level of plantar foot pressure to identify patients at risk for neuropathic foot ulceration? J Foot Ankle Surg 37: 303–307.

[3] Baumann, R. (1996) Industriell gefertigte Spezialschuhe zur Ulkusrezidivprophylaxe beim diabetischen Fußsyndrom. Diab Stoffw 5: 107–112.

[4] Baumann, W.; Müller, N.; Brust, G. (1994) Grundlegende Begriffe und Anwendungsaspekte der elektronischen Druckverteilungsmessung am Fuß. Med Orth Tech 114: 6–13.

[5] Cavanagh, P. R.; Ulbrecht, J. S.; Zanine, W.; Welling, R. L.; Leschinsky, D.; van Schie, C. (1996) A method for the investigation of the effects of outsole modifications in therapeutic footwear. Foot Ankle Int 17: 706–708.

[6] Chantelau, E.; Haage, P. (1994) An audit of cushioned diabetic footwear: relation to patient compliance. Diabetic Medicine 1994 11: 114–116.

[7] Kästenbauer, T.; Sokol, G.; Auinger, M.; Irsigler, K. (1998) Running shoes for relief of plantar pressure in diabetic patients. Diabetic Medicine 15: 518–522.

[8] Larsen, K.; Holstein, P.; Deckert, T. (1989) Limb salvage in diabetics with foot ulcers. Prosthetics Orthotics In 13: 100–103.

[9] Lavery, L. A.; Vela, S. A.; Lavery, D. C.; Quebedeaux, T. L. (1996) Reducing dynamic foot pressures in high risk diabetic subjects with foot ulcerations. Diabetes Care 19: 818–821.

[10] Lavery, L. A.; Vela, S. A.; Fleischli, J. G.; Armstrong, D. G.; Lavery, D. C. (1997) Reducing plantar pressure in the neuropathic foot. Diabetes Care 20: 1706–1710.

[11] Lemmon, D.; Shiang, T. Y., Hashmi, A.; Ulbrecht, J. S.; Cavanagh, P. R. (1997) The effect of insoles in therapeutic footwear – a finite element approach. J Biomechanics 30: 615–620.

[12] Mitternacht, J. (1998) Pedographie und ihre alternativen Auswertungsmöglichkeiten. Orthopädieschuhtechnik Heft 11: 22–28.

[13] Mueller, M. J.; Strube, M. J.; Allen, B. T. (1997) Therapeutic footwear can reduce plantar pressures in patients with diabetes and transmetatarsal amputation. Diabetes Care 20: 637–641.

[14] Münzenberg, K.J. (1998) Orthopädisches Schuhwerk. Konstruktion, Indikation, Musterrezepte. Darmstadt, Steinkopff.

[15] Nyska, M., McCabe, C.; Linge, K.; Laing, P.; Klenerman, L. (1995) Effect of the shoe on plantar foot pressures. Acta Orthopaedica Scandinavica 66: 53–56.

[16] Perry, J.E.; Ulbrecht, J.S.; Derr, J.A.; Cavanagh, P.R. (1995) The use of running shoes to reduce plantar pressures in patients who have diabetes. J Bone Joint Surg 77A: 1819–1828.

[17] Praet, S.F.E.; Louwerens, J.W.K. (2003) The influence of shoe design on plantar pressure in neuropathic feet. Diabetes Care 26: 441–445.

[18] Reiber, G.; Smith, D.G.; Wallace, C.; et al. (2002) Effect of therapeutic footwear on foot reulceration in patients with diabetes. JAMA 287: 2552–2558.

[19] Samanta, A.; Burden, A.C.; Sharma, A.; Jones, G.R. (1989) A comparison between LSB-shoes and space-shoes in diabetic foot ulceration. Practical Diabetes Int 6: 26.

[20] Sarnow, M.R.; Veves, A.; Giurini, J.M.; Rosenblum, B.I.; Chrzan, J.S.; Habershaw, G.M. (1994) In-shoe foot pressure measurements in diabetic patients with at-risk feet and in healthy subjects. Diabetes Care 17: 1002–1006.

[21] Schaff, P.S.; Siebert, W.E. (1988) Ulcusprophylaxe am diabetischen Fuß. Orthopädie-Schuhtechnik, Juni-Ausgabe, S. 16–23.

[22] Schröer, O. (1999) A toe-box in the shoe increases interdigital pressure- a risk for the diabetic foot. Med Orth Tech 119: 58–61.

[23] Striesow, F. (1998) Konfektionierte Spezialschuhe zur Ulkusrezidivprophylaxe beim diabetischen Fußsyndrom. Medizinische Klinik 93: 695–700.

[24] Tovey, F.I. (1984) The manufacture of diabetic footwear. Diabetic Med 1: 69–71.

[25] Uccioli, L.; Faglia, E.; Monticone, G.; Favales, F.; Durola, L.; Aldeghi, A.; Quarantiello, A.; Calia, P.; Menzinger, G. (1995) Manufactured shoes in the prevention of diabetic foot ulcers. Diabetes Care 18: 1376–1378.

[26] Uccioli, L.; Toffolo, M.; Volpe, A.; et al. (1997) Efficacy of different shoes and insoles in reducing plantar pressures in diabetic neuropathic patients. Abstract. Diabetologia 40/Suppl. 1: A489.

10 Der Charcot-Fuß – die Magnetresonanztomografie klärt ein altes Krankheitsbild endlich auf

Ernst Chantelau, Ludger W. Poll

10.1 Einleitung

Ungewöhnlich schmerzarme, innerliche Zerstörungen des Fußskeletts werden als „Charcot-Fuß" bezeichnet oder auch als Neuroosteoarthropathie [1, 2, 12, 17]. Sie kommen – als seltene Komplikation-bei allen Krankheitsbildern mit Verminderung bzw. Verlust der Schmerzsensibilität der Füße vor (u. a. bei der hereditären Polyneuropathie Charcot-Marie-Tooth, der alkoholischen Polyneuropathie, der Lepra, der Lues und der diabetischen Polyneuropathie). In Deutschland sind etwa 15 % der Diabetiker von der Polyneuropathie betroffen, also etwa 700 000 Menschen; bei etwa 5000 kommt es jährlich zum Charcot-Fuß. Damit ist der Charcot-Fuß insgesamt doch ein eher seltenes Ereignis, seltener als Krebs (siehe Tabelle 10.1). Der verheerende Zerstörungsprozess beginnt mit einer relativ schmerzarmen Schwellung des betroffenen Fußes, die bei Belastung zunimmt und bei Entlastung zurückgeht, und die kein Korrelat im Röntgenbild hat. Ohne dass es dem Patienten bewusst sein muss, ist diese Schwellung durch ein Trauma ausgelöst worden, die Schwellung ist ein Entzündungsödem. Wenn ein solch geschwollener Fuß nicht gleich ruhiggestellt und entlastet, sondern fortgesetzt (durch Gehen) belastet wird, kommt es zu kompletten Frakturen „angeknackster" Knochen und Gelenke [9]. Der Fuß kann monströs anschwellen, er passt nicht mehr in den Schuh (Abb. 10.1a). Das Geschwürsrisiko ist hoch, und infolgedessen auch das Amputations- und Sterberisiko [14, 15].

Nachdem die betroffenen Strukturen völlig zerstört sind und der Patient kaum noch gehen kann, kommt der Prozess zur Ruhe indem die demolierten Gelenke

Tab. 10.1: Epidemiologie des Charcot-Fußes, im Vergleich

Erkrankung	jährliche Inzidenz bei Patienten über 55 Jahre	
	akuter Charcot Fuß	erstes Fuß-Ulkus
Diabetes mellitus	1.2 pro 1000*	ca. 1.8 pro 100**
DM + Polyneuropathie	4.9 pro 1000* ca. 7 pro 1000***	ca. 9.2 pro 100** ca. 7 pro 100***
DM + PNP + BMI > 30 kg/m^2	8.1 pro 1000*	keine Angabe**

* nach [16], ** nach [14], *** nach AOK DMP-Typ-2 Diabetes Abschlussbericht 2007
DM = Diabetes mellitus, PNP = Polyneuropathie, BMI = Body Mass index

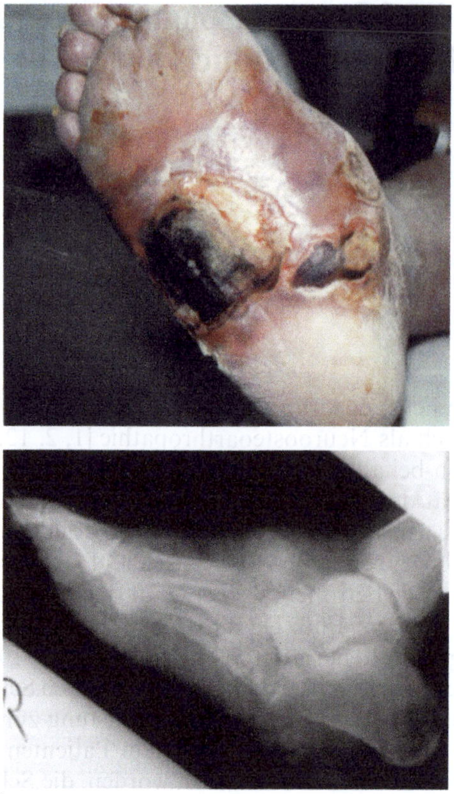

Abb. 10.1a: Akuter Charcot-Fuß: monströses Frakturödem mit Kompartment-Syndrom, Spannungsblasen und Nekrosen der Haut. Im Röntgenbild Zerstörung der Mittelfußknochen und -gelenke.

zusammenwachsen (ankylosieren), und die zerbrochenen Knochen sich über die Bildung von Kallus umbauen (Frakturheilung). Das Röntgenbild zeigt die knöcherne Durchbauung von transartikulären Mittelfußfrakturen mit erheblicher Skelett-Deformierung (Abb. 10.1b). Die Mittelfußknochen und -gelenke sind luxiert. Bei Bewegungen reiben die Kontaktflächen der Fragmente aneinander (Pseudarthrosen) und können sich entzünden und dadurch entsteht der „Rückfall" eines Charcot-Fußes. Ein derartig „ausgeheilter" Charcot-Fuß kann nur noch als Stelze dienen, selbst mit sorgfältiger und teurer orthopädischen Schuhversorgung (siehe Kap.7); die normale elastische Bänderverspannung des Fußgewölbes ist zerstört. Die Belastbarkeit ist gering, es besteht die Neigung zu Druckschäden der Haut und Weichgewebe über Knochenvorsprüngen, mit fortgeleiteter Infektion und Osteomyelitis.

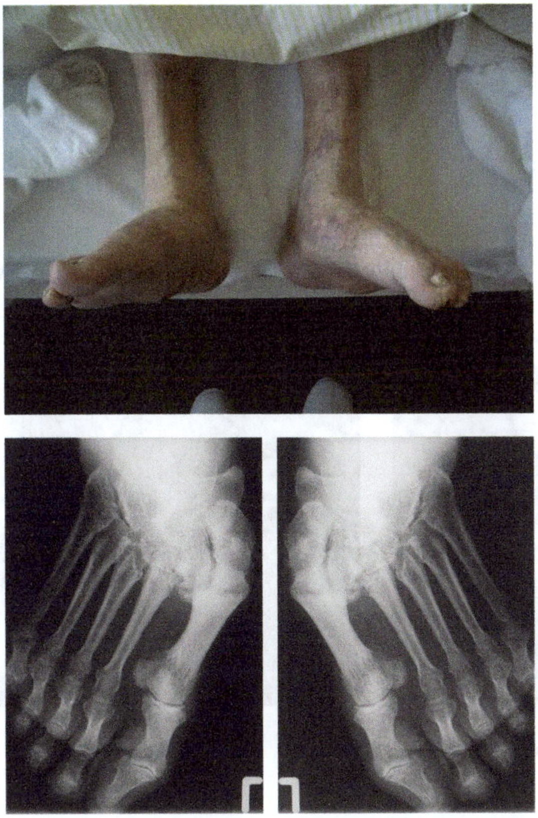

Abb. 10.1b: Ausgeheilter beiderseitiger Charcot-Fuß: keine Entzündungszeichen, aber schwere Deformierungen. Im Röntgenbild Zerstörung der normalen Skelettarchitektur, knöcherne Durchbauung der Mittelfußgelenke.

10.2 Neurotrophische oder neurotraumatische Ursache?

Seit der Erstbeschreibung vor mehr als 100 Jahren ist die Pathogenese dieser außerordentlich schweren Skelettzerstörungen bei Patienten mit Schmerzunempfindlichkeit rätselhaft geblieben.

Während der Franzose Jean-Martin Charcot (1825–1893) davon überzeugt war, dass er es mit einer Art neurogener Knochenerweichung zu tun hatte (neurotrophische Theorie), war sein deutscher Kollege Rudolf Virchow (1821–1902) der Ansicht, dass Frakturen die Ursache seien, die aufgrund der Sensibilitätsstörung nicht bemerkt würden (neurotraumatische Theorie [2]).

Obwohl unbewiesen, hat sich die neurotrophische Theorie über 100 Jahre lang behauptet [2]. Bis heute gibt es jedoch keinerlei Beweise für eine strukturelle neuropathische Knochenerkrankung, weder aus histopathologischen Untersuchungen, noch aus Untersuchungen mit Bildgebung [6, 13].

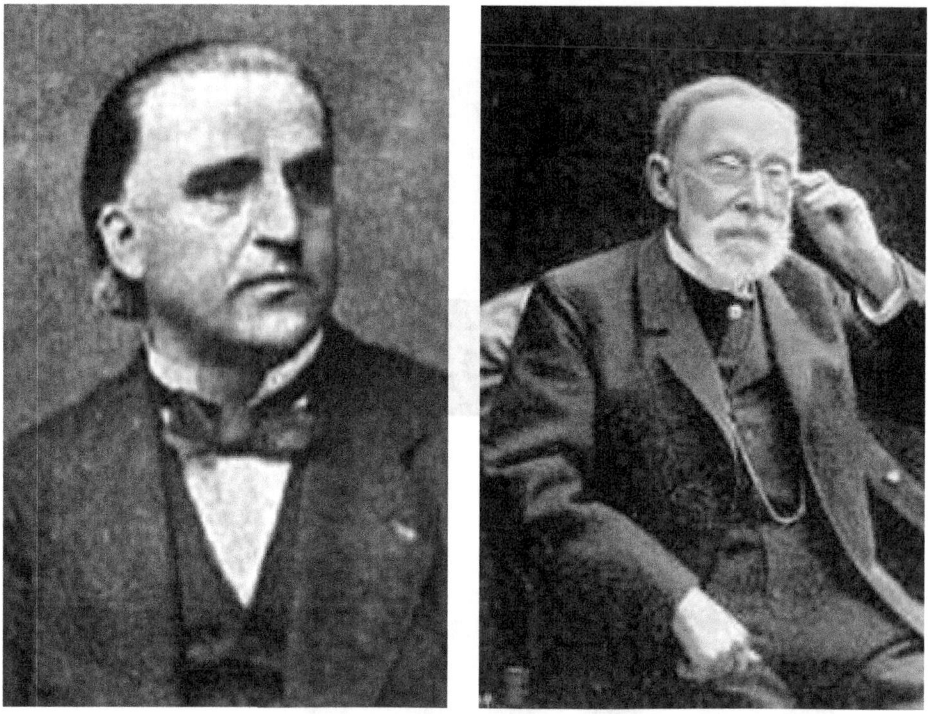

Abb. 10.2: Charcot und sein deutscher Kollege Virchow

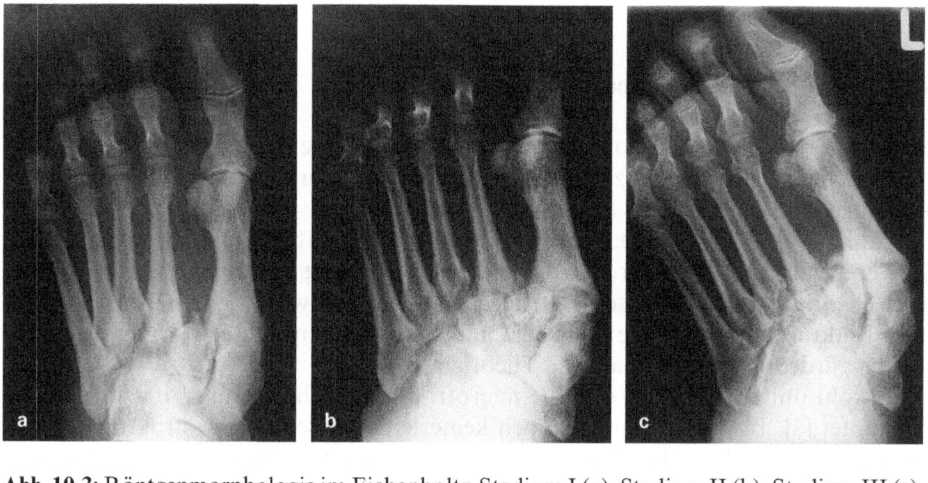

Abb. 10.3: Röntgenmorphologie im Eichenholtz-Stadium I (a), Stadium II (b), Stadium III (c).

„Die Krankheitsbilder sind sehr alt und ändern sich nicht. Wir dagegen verändern uns ständig, sobald wir erkennen, was früher für uns unsichtbar war"

(Jean-Martin Charcot).

Die Entdeckung der Röntgenstrahlen durch Conrad Wilhelm Röntgen und ihre Anwendung zu diagnostischen Zwecken 1895 konnte zur Aufklärung des Krankheitsbildes nicht viel beitragen. Zwar zeigten die Röntgenbilder knöcherne Zerstörungen, die zuvor nur durch Palpieren erahnt oder auf dem Sektionstisch postmortal oder an Amputationspräparaten in Augenschein genommen werden konnten. Auch bildete die Röntgenmorphologie die Grundlage der ersten Stadieneinteilung des Charcot-Fußes (Abb. 10.3), die Eichenholtz 1966 publizierte: Stadium I ist demnach charakterisiert durch Knochenauflösung und Demineralisierung, Stadium II ist das Stadium der Kallusbildung, und im Stadium III zeigt das Röntgenbild den Knochenumbau und die Remineralisierung.

Doch gibt die Eichenholtz-Einteilung den natürlichen Verlauf des Charcot-Fußes nur unvollständig wider. Schlimmer noch – sie lenkte die Ärzteschaft ab vom allerersten Symptom, das im Röntgenbild nicht zu erfassen ist: ein entzündliches Lymphödem, wie es bei Verletzungen physiologisch ist. Dieses Entzündungs-Ödem kann vom Fuß auf die Knöchelregion und den Unterschenkel übergreifen. Wegen seiner relativen Schmerzarmut wird es manchmal mit dem Frühstadium einer tiefen Venenthrombose verwechselt oder auch mit einer Phlegmone.

10.3 Die Magnetresonanztomografie (MRT) bewirkt einen Paradigmenwechsel

Das konventionelle Röntgenbild kann eine Fraktur nur nachweisen, wenn sie die Kortikalis unterbricht – die MRT dagegen kann mechanische Knochenverletzungen bereits erkennen, ehe die Kortikalis rupturiert ist (beispielsweise Knochenkontusionen, trabekuläre Mikrofrakturen, Knochenmarkseinblutungen, Knochenmarködem [3, 8, 10, 12], siehe Tabelle 10.2).

Tab. 10.2: MRT-Befunde bei Skelettverletzungen, Einteilung nach Schweregrad

Grad I	=	MRT: Knochenmarködem (Röntgenbild negativ)
Grad II	=	MRT: periostales + endostales Ödem (Röntgenbild negativ)
Grad III	=	MRT: endostales + periostales + Muskel-Ödem (Röntgenbild negativ)
Grad IV	=	MRT: Frakturlinie (Röntgenbild negativ/positiv)
Grad V	=	MRT: Kortikaler Kallus (Röntgenbild positiv)

nach Kiuru et al. 2004 [10]

Die typischen klinischen Symptome einer solchen inkompletten Fraktur (Prä-Fraktur) sind Schmerz und posttraumatisches Weichteilödem. Bei Patienten mit verminderter oder erloschener Schmerzsensibilität ist der traumatische Schmerz nur schwach oder gar nicht vorhanden, sie verletzen sich an den Füßen und merken es daher nicht. Doch das Verletzungsödem ist unabhängig vom Schmerz vorhanden

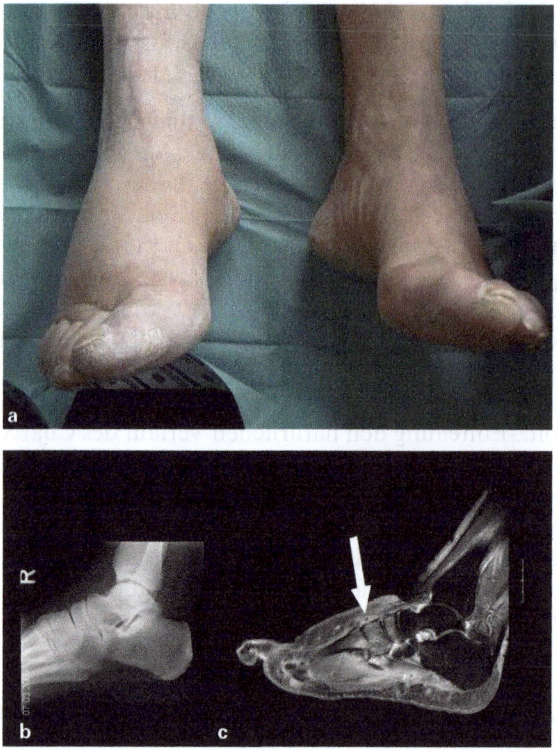

Abb. 10.4: (a) Posttraumatisches Ödem des rechten Fußes, nach Supinationstrauma (Verstauchung). (b) Röntgenbild: unauffällig. (c) Magnetresonanztomografie (fettunterdrückte T1-Wichtung: Fett – z. B. normales Knochenmark – ist dunkel, Wasser ist hell dargestellt): ausgeprägtes endostales und periostales Ödem der Mittelfußknochen (Pfeil), mit begleitendem Weichteil-Ödem im Bereich des Längsgewölbes und des Fußrückens

[3, 4, 7], es ist bei diesen Patienten das Leitsymptom einer Verletzung – nicht der Schmerz. Verlaufsuntersuchungen mittels MRT haben nun gezeigt [4, 5, 7], dass das Ödem, das dem Stadium der röntgenologisch nachweisbaren Veränderungen (Eichenholtz Stadium I) des Charcot-Fußes vorausgeht, tatsächlich traumatisch bedingt ist. Das Ödem ist die Folge einer Knochenbeschädigung [17, 18], die sich bei fortgesetzter Belastung zur Kortikalisunterbrechung mit Dislokation verschlimmert (Stadium I [9]) und im Verlauf der Heilung in die Stadien II und III übergeht. Das Ödem bildet sich prompt zurück (wie jedes Frakturödem normalerweise im Verlauf des Heilungsprozesses), sobald der beschädigte Fuß nicht mehr belastet wird. Die Standard-Therapie von inkompletten und kompletten Frakturen und anderen Skelettverletzungen (Ermüdungsverletzungen, Bänderschädigungen) ist die Immobilisation und Entlastung der verletzen Strukturen, z. B. im Zweischalen-Unterschenkel-Gehgips aus Kunststoff. Der Heilungsprozess dauert mehrere Wochen.

Sensibilitätsgestörte Füße reagieren genauso wie Füße mit erhaltenem Schmerzempfinden auf diese Art der Therapie, im günstigsten Fall mit einer völligen Ausheilung und Wiederherstellung (restitutio ad integrum [5, 7, 9]) nach 6–12 Wochen.

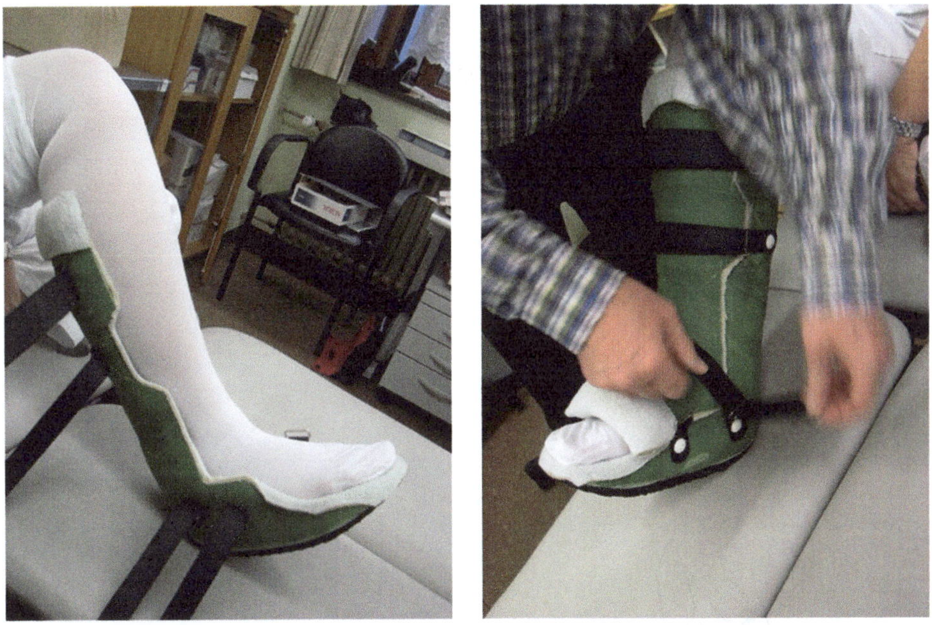

Abb. 10.5: Zweischalen-Unterschenkel-Gehgips aus Kunststoff, abnehmbar, mit Abrollsohle. Antithrombosestrumpf zur Prophylaxe!

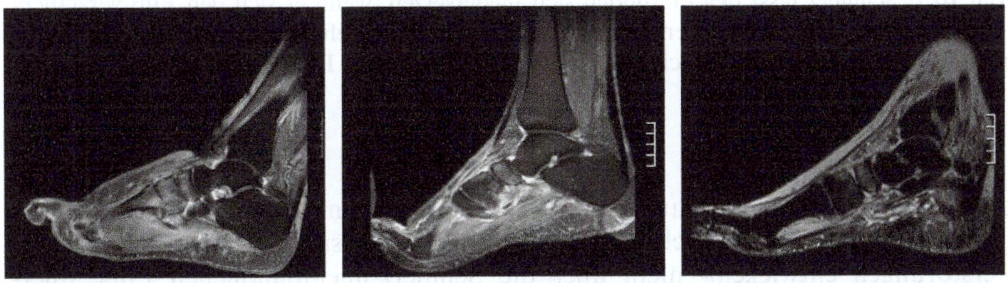

Abb. 10.6: Heilungsverlauf, visualisiert mit MRT: Rückbildung des Knochen- und Weichteilödems (siehe Abb. 10.4c) durch Immobilisation und Entlastung. Ausgangsbefund (links); nach 7 Wochen (mitte) und nach 12 Wochen (rechts) Gehgips-Behandlung.

10.4 Was sind Risikofaktoren für einen Charcot-Fuß?

Der entscheidende Risikofaktor ist der Verlust der Schmerzsensibilität. Nur Patienten mit erloschener Schmerzsensibilität der Füße können einen Charcot-Fuß entwickeln. Der zweite essentielle Faktor ist das mechanische Trauma. Nur sensibilitätsgestörte Füße, die einen traumatischen Defekt erleiden, können zum Charcot-Fuß werden. Der dritte essentielle Faktor ist die weitere Traumatisierung des beschädigten Fußes (Abb. 10.7) : nur Schmerz-unempfindliche, traumatisch vorgeschä-

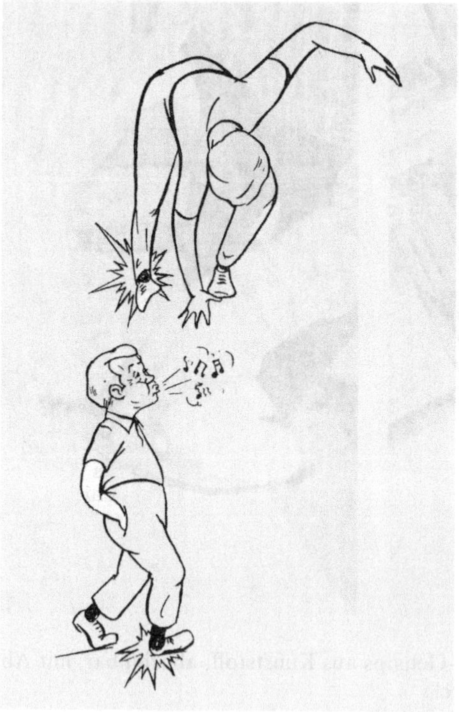

Abb. 10.7: Schmerz lässt den Gesunden sich niedersetzen, wenn er sich den Fuß verstaucht (oben). Der Mensch, der keinen Schmerz verspüren kann, geht einfach weiter ohne zu bemerken, welchen Schaden er sich damit zufügt (unten). Nach P.W. Brand [1].

digte Füße, die fortgesetzt tausendfach repetitiver Traumatisierung (durch das fortgesetzte Gehen, ca. 5000 Schritte pro Tag) ausgesetzt sind, können die typischen Zerstörungen entwickeln- nicht aber die Schmerz-unempfindlichen Füße querschnittsgelähmter Patienten, die nicht gehen können. Weitere nicht-essentielle Risikofaktoren sind Osteoporose [2] und Belastungsintensität (z. B. Übergewicht [16], und die Dauer der weiteren Belastung [9]).

Wird die Belastung eines verletzten Fußskeletts unterbrochen noch ehe eine komplette Fraktur entstanden ist, können die Eichenholtz-Stadien I-III des Charcot-Fußes völlig verhindert werden [9]. Sofortige Entlastung und Immobilisierung garantiert die Ausheilung der Verletzung trotz Polyneuropathie, denn diese beeinträchtigt die physiologischen Prozesse der Frakturheilung nicht.

Eine Verschleppung der Immobilisierung und Entlastung hat eine Defektheilung zur Folge. Medikamente zur Förderung der Heilungsprozesse existieren nicht. Die experimentelle Verabreichung von Kalzitonin oder Bisphosphonaten hatte keine positive Wirkung, Medikamente gegen die Polyneuropathie sind unwirksam.

10.5 Zusammenfassung

Die MRT beweist, dass bei Menschen mit gestörtem Schmerzempfinden der Charcot-Fuß die schlimmste Komplikation („worst case scenario“) einer gewöhnlichen Verletzung des Fuß-Skeletts ist, die aufgrund des fehlenden Schmerzreflexes nicht sofort geschont, sondern weiter belastet wird [1, 5, 7, 9, 11, 19]. Die am MRT-Befund – nicht am Röntgenbefund! – ausgerichtete Standard-Therapie mittels Entlastung und Immobilisierung, bevor eine komplette Fraktur entstanden und der Schaden unumkehrbar ist, verhindert diese Katastrophe, siehe Abb. 10.8. Die neurotraumatische Theorie hat sich also im 21. Jahrhundert bewahrheitet – der Charcot-Fuß des 19. und 20. Jahrhunderts ist also in Wirklichkeit ein „Virchow-Fuß“!

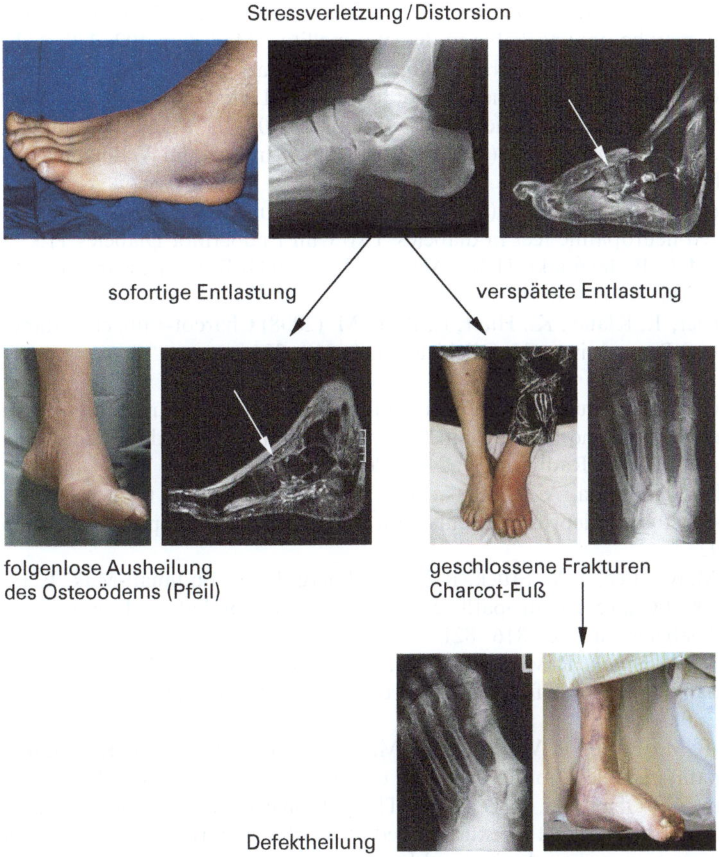

Abb. 10.8: Schematische Darstellung der Vermeidung (linke Seite) bzw. Entstehung (rechte Seite) eines Charcot-Fußes.

Literatur

[1] Brand, P.W. (1977) Insensitive feet. A practical handbook on foot problems in leprosy. London. The Leprosy Mission.
[2] Chantelau, E., Onvlee, G.J. (2006) Charcot foot in diabetes: farewell to the neurotrophic theory. Horm Metab Res 38: 361–367
[3] Chantelau, E., Poll, L. (2006) Evaluation of the diabetic Charcot foot by MR imaging or plain radiography – an observational study. Exp Clin Endocrinol Diabetes 114: 428–431
[4] Chantelau, E., Richter A., Ghassem-Zadeh, N., Poll, L.W. (2007) „Silent" bone stress injuries in the feet of diabetic patients with polyneuropathy – a report on 12 cases. Arch Orthop Trauma Surg 127: 171–177
[5] Chantelau, E., Kimmerle, R., Poll, L.W. (2007) Non-operative treatment of neuro-osteoarthropathy of the foot: do we need new criteria ? Clin Podiatr Med Surg 24: 483–503
[6] Chantelau, E., Wolf, A., Özdemir, S., Hachmöller, A., Ramp, U. (2007) Bone histomorphology may be unremarkable in diabetes mellitus. Med Klin 102: 439–433
[7] Edmonds, M.E., Petrova, N.L., Edmonds, A., Elias, D.A. (2006) Early identification of bone marrow oedema in the Charcot foot on MRI allows rapid intervention to prevent deformity. Abstract. Diabetic Med 23 (Suppl. 2): 70
[8] Kainberger, K., Imhof, H. (2007) Überlastungsschäden und Verletzungen des Fußes. Radiologe 47: 201
[9] Kimmerle, R., Chantelau, E. (2007) Weight-bearing intensity produces Charcot deformity in injured neuropathic feet in diabetes. Exp Clin Endocrinol Diabetes 115: 360–364
[10] Kiuru, M.J., Pihlajamaki, H.K., Ahovuo, J.A. (2004) Bone stress injuries. Acta Radiol 45: 317–326
[11] Mittlmeier, T., Klaue , K., Haar, P., Beck, M. (2008) Charcot-Fuß: eine Standortbestimmung und Perspektiven. Unfallchirurg 111: 218–231
[12] Muthukumar, T., Butt, S.H., Cassar-Pullicino, V.N. (2005) Stress fractures and related disorders in foot and ankle: plain films, scintigraphy, CT and MR imaging. Seminars in Musculoskeletal Radiology 9: 210–226
[13] Slim, F.J., Hoeksma, A.F., Maas, M., Faber, W.R. (2008) A Clinical and radiological follow-up study in leprosy patients with asymptomatic neuropathic feet. Lepr Rev 79: 183–192
[14] Sohn, M.W. , Lee, T.A., Stuck, R.M., Frykberg, R.G., Budiman-Mak, E. (2009) Mortality risk of Charcot arthropathy compared with that of diabetic foot ulcer and diabetes alone. Diabetes Care 32: 816–821
[15] Sohn, M.W., Stuck, R.M., Pinzur, M., Lee, T.A., Budiman-Mak, E. (2010) Lower extremity amputation risk following Charcot arthropathy and diabetic foot ulcer. Diabetes Care 33: 98–100
[16] Stuck, R.M., Sohn, M.W., Budiman-Mak, E., Lee, T.A., Weiss, K.B. (2008) Charcot arthropathy risk elevation in the obese diabetic population. Am J Med 121: 1008–1014
[17] Szczesny, G., Olszewski, W.L. (2002) The pathomechanism of posttraumatic edema of lower limbs: I. The effect of extravasated blood, bone marrow cells, and bacterial colonization on tissues, lymphatics, and lymph nodes. J Trauma 52: 315–322
[18] Szczesny, G., Olszewski, W.L. (2003) The pathomechanism of posttraumatic edema of lower limbs: II. Changes in the lymphatic system. J Trauma 55: 350–354
[19] Wukich, D.K., Sung, W. (2009) Charcot arthropathy of the foot and ankle: modern concepts and management review. J Diabetes Compl 23: 409–426

11 Der diabeteskranke Fuß: Zur Pathogenese und Behandlung der diabetischen Podopathie

Ernst Chantelau

11.1 Einleitung

Diabetische Folgeschäden können nach jahrelanger schlechter Stoffwechseleinstellung an den Augen, den Nieren und den Füßen auftreten. Man spricht dann von diabetischer Retinopathie (Augen), Nephropathie (Nieren) bzw. Podopathie (Füße). Die diabetische Podopathie, der „diabetische Fuß“ ist ein Syndrom, das durch Sensibilitätsstörung mit oder ohne Durchblutungsstörung der Füße charakterisiert und mit einem erhöhten Amputationsrisiko verbunden ist.

Die Hände können selten einmal vom Syndrom der „diabetischen Hand“ betroffen sein (diabetische Cheiropathie), einem ganz andersartigen Krankheitsbild ohne besondere Amputationsgefahr für die Hände.

In Deutschland wird bei Menschen mit Diabetes bis zu 30-mal soviel amputiert und 8- bis 10-mal häufiger Krankenhausbehandlung durchgeführt als bei Menschen ohne Diabetes. Insgesamt werden ca. 30 000 Amputationen jährlich bei Diabetikern vorgenommen, davon 15 000 oberhalb des Knöchels. Vier von fünf Amputationen werden bei diabetischer Podopathie durch schmerzlose, triviale Fuß-Verletzungen ausgelöst (infolge mangelhafter Nagel- und Hautbehandlung) oder durch Überlastungsschäden in ungeeigneten Schuhen. Die seit ca. 2000 praktizierten Diabetes-DMPs (Diabetes Disease Management Programme) sehen vor, dass Diabetespatienten mit Folgeerkrankungen podologische Behandlung und Spezialschuhe erhalten, und gegebenenfalls an eine Diabetes-Fußambulanz überwiesen werden müssen, die über spezielle Erfahrungen bei der fußerhaltenden Therapie von Diabetikern verfügt. Seitdem mehrere Millionen Diabetiker an diesen Programmen teilnehmen, haben die Amputationsraten signifikant abgenommen, wie Krankenkassen ermittelten. Die BEK beispielsweise hat festgestellt, dass DMP-Teilnehmer nur halb so oft Amputationen der unteren Extremitäten erleiden wie Diabetiker, die nicht am DMP teilnehmen. Bundesweit ging bei AOK Versicherten, die sich am DMP beteiligen, im Lauf der Zeit die Inzidenz der Amputationen von 0.14 % auf 0.07 % pro Jahr zurück (J. Leinert vom Infas-Institut, Bonn und W. Riedel vom Prognos Institut, Düsseldorf; Vortrag auf der Fachkonferenz „Versorgung chronisch Kranker“ am 30. 6. 2009 in Berlin). Bei Versicherten der AOK Westfalen-Lippe ging die Anzahl der Oberschenkelamputationen von 2000 bis 2008 um ca. die Hälfte zurück.

Und noch einen Nutzen haben die DMPs gebracht, nämlich die Erkenntnis, dass nur bei ca. 15 % aller Diabetiker eine Polyneuropathie der Füße und nur bei 1–2 % ein Fußgeschwür bzw. ein Zustand nach Amputation besteht (Dr. Lutz Altenhofen, Zentralinstitut für die kassenärztliche Versorgung, www.zi-dmp.de).

11.2 Innere Bedingungen und äußere Ursachen

Zwei „innere Bedingungen" sind Voraussetzung für die „diabetische Podopathie", die Polyneuropathie PNP [3, 9, 11] und die periphere arterielle Verschlusskrankheit PAVK [11]; PNP und/oder PAVK erhöhen das Risiko für Verletzungsschäden, Infektion und Gangrän speziell an den Füßen. Die typischen Komplikationen dieser „inneren Bedingungen" sind das malum perforans pedis (Abb. 11.1), die Gangrän

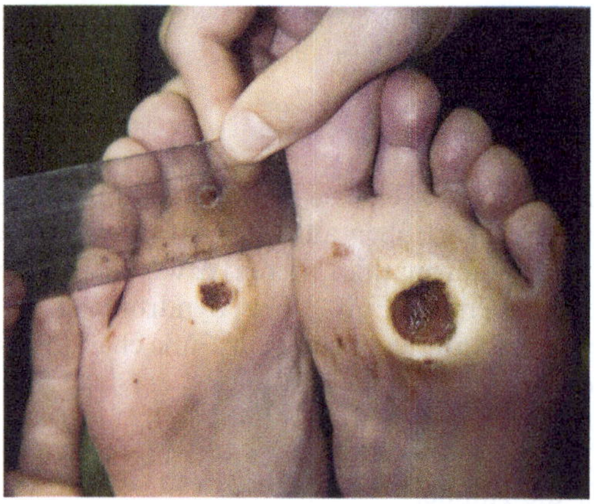

Abb. 11.1: Malum perforans pedis: schmerzlose Plantargeschwüre – arterielle Durchblutung ungestört!

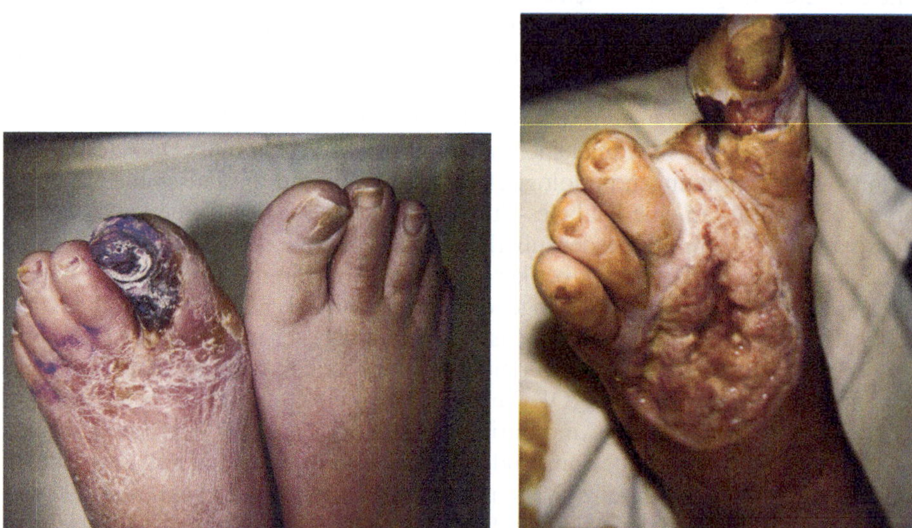

(a) (b)

Abb. 11.2: (a) Gangrän durch periphere arterielle Verschlusskrankheit (ischämische Gangrän, „kalter Brand"). (b) Gangrän durch abszedierende Vorfußinfektion (neuropathisch-infizierte Gangrän, „heißer Brand").

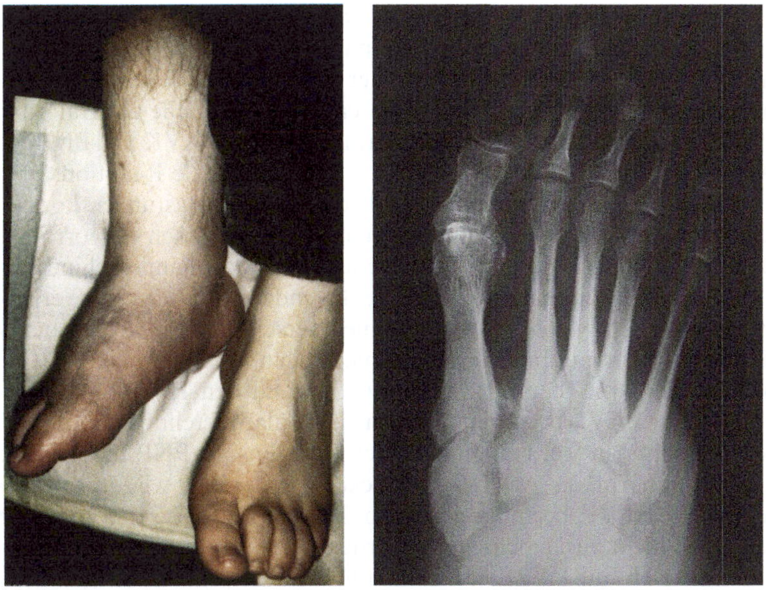

(a) (b)

Abb. 11.3: (a) Osteoarthropathie (Charcot-Fuß), akutes Stadium: der rechte Fuß ist überwärmt, geschwollen, gerötet und nahezu schmerzlos. (b) Zugehöriges Röntgenbild: multiple Frakturen der Tarso-Metatarsalgelenke.

(Abb. 11.2a, b) und die Osteoarthropathie (Abb. 11.3a, b); sie werden nicht ohne „äußere Ursache" (Trauma) manifest.

11.2.1 Innere Bedingungen der Fußkomplikationen: Nerven- und/oder Durchblutungsstörung

In ca. 90 % der Fälle von diabetischer Podopathie ist die Polyneuropathie (PNP) beteiligt, in ca. 70 % der Fälle ist sie klinisch vorherrschend [3, 7, 11]. Die PNP bewirkt u. a. die Verminderung der Schmerzsensibilität mit Ausfall der schmerzvermittelten Schutzreflexe. Dadurch wird der Fuß anfällig für Überlastungsschäden. Belastungen bzw. Überlastungen von Bändern, Gelenken, Sehnen und Knochen können nicht mehr direkt wahrgenommen werden, ebensowenig traumatische Einwirkungen [18]. Traumata bzw. Überlastungen werden daher nicht reflexartig unterbrochen, sondern finden weiter statt – mit der Folge, dass sie größeren Schaden anrichten können als bei erhaltener Schmerzsensibilität. Die diabetische PNP kann sich auch auf das Gefäßsystem auswirken, wenn das autonome Nervensystem mit betroffen ist (sog. auto-Sympathektomie [8, 29]. Dann ist die Vasomotorik im Bereich der Füße beeinträchtigt: die arteriovenösen Kurzschlüsse (Shunts) sind geöffnet, es besteht eine Hyperperfusion der Haut. Die nutritive Mikrozirkulation ist meist nicht vermindert, sondern eher vermehrt; ihre Reaktionsfähigkeit auf normale Stimuli

(Druck, Orthostase, Hitze) ist allerdings reduziert (funktionelle Mikroangiopathie [8]). An den Arterien führt die (auto-)Sympathektomie zur Mönckebergsklerose [20, 22]. In ca. 50 % der Fälle von diabetischer Podopathie ist die periphere arterielle Verschlusskrankheit (PAVK) beteiligt, in ca. 30 % der Fälle als Hauptbefund. In ca. 45 % der Fälle von diabetischer Podopathie kommen PAVK und PNP gemeinsam vor. Die Minderdurchblutung (Ischämie) setzt die normale Reaktionsfähigkeit der Fußgewebe auf Traumata herab. Schon leichte Druckbelastungen können die beeinträchtigte Hautdurchblutung unterbrechen und Nekrosen hervorrufen. Ist erst einmal ein Ulkus entstanden, wird die Heilung durch Ischämie behindert. Das klinische Bild der PAVK kann durch eine begleitende diabetische PNP erheblich und folgenreich verfälscht werden [11]: zum einen verschleiert der Verlust der Schmerzsensibilität die belastungsinduzierten, ischämischen Wadenschmerzen (Claudicatio intermittens, Fontaine-Stadium II der PAVK) und den Ruheschmerz (Fontaine-Stadium III der PAVK) – somit können diese alarmierenden Krankheitszeichen nicht wahrgenommen werden. Zum anderen begünstigt PNP die Verkalkung der tunica media muskulärer Arterien (Mönckebergsklerose), wodurch Symptomatik und Verlauf der PAVK beeinflusst werden. Die Mönckebergsklerose engt zwar das Arterienlumen nicht zusätzlich ein [8], fördert aber den besonderen Befall der Unterschenkelarterien mit PAVK [5]. Schließlich verursachen die verkalkten, inkompressiblen Arterienwände bei der sphygmomanometrischen Blutdruckmessung falsch-hohe Werte und täuschen so einen geringeren Schweregrad der PAVK vor [2, 8, 22]. Wegen dieser Symptom-Verschleierung durch PNP werden Diabetiker mit PAVK oft zu spät diagnostiziert und revaskularisiert, und nicht zuletzt deswegen sind die Behandlungsergebnisse dann oft unbefriedigend [17, 19]!

11.3 Äußere Ursachen der Fußkomplikationen: Trauma

Am Anfang steht immer die Verletzung: PNP und PAVK für sich genommen verursachen noch nicht die typischen Komplikationen (malum perforans, Gangrän, Charcot-Frakturen) am Fuß eines Diabetikers – dazu bedarf es äußerer Ursachen. Und die auslösende, äußere Ursache ist stets ein Trauma, gleichgültig ob mecha-

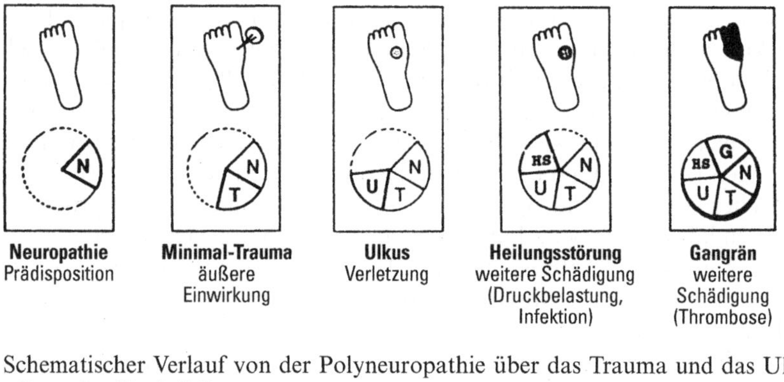

Abb. 11.4: Schematischer Verlauf von der Polyneuropathie über das Trauma und das Ulkus bis hin zur Gangrän. Nach [26].

nisches, thermisches oder chemisches Trauma (Abb. 11.4 [26]). Spontan, ohne Trauma, entsteht weder das neuropathische „diabetische" Ulkus noch die „diabetische" Gangrän noch die „diabetische" Charcot-Fraktur.

11.3.1 Mechanische (Druck-)Traumata

Mechanische (Druck-)Traumata der Weichteile sind die häufigsten Verletzungsursachen am diabetischen Fuß. Sie bilden die Eintrittspforten für Infektionen, das macht sie so gefährlich!

11.3.1.1 Weichteilverletzungen durch akute Druckwirkung

Akute Druckschäden wurden in der Dekubitus-Forschung experimentell dokumentiert [27]. Am Hund, am Menschen und am Schwein wurden Drucke bis zu 1200 mm Hg bis zu 20 Stunden lang auf Haut und Weichteile aufgebracht (Abb. 11.5). Im Sinne einer Dosis-Wirkungsbeziehung entstanden bald Dekubital-Ulzera, und zwar bei kurzdauerndem Maximaldruck ebenso wie bei langdauernder, mittlerer Druckbelastung. Beim Schwein ist die Druck/Zeit-Toleranzkurve nach rechts verschoben, verglichen mit Mensch und Hund: Schweine können aufgrund der Stoßdämpfung durch ihre dickere subkutane Speckschicht höhere Drucke länger ertragen, ohne Ulzerationen zu entwickeln.

Die Druckempfindlichkeit der Gewebe variiert: Subkutangewebe und Muskulatur sind empfindlicher für Drucktraumata als die Haut. Muskelfasern degenerieren bereits nach 2-stündiger exogener Druckeinwirkung von 60–70 mm Hg (= 85–100 cm H_2O), Haut dagegen wird bei 200 mm Hg Druckbelastung erst nach 16 Stunden durchgreifend geschädigt [7].

11.3.1.2 Weichteilverletzungen durch chronisch-repetitive, subakute Druckwirkung

Chronisch-repetitive Druckschädigungen der Epidermis, z. B. an der Fußsohle, führen zunächst nicht zur Hautverletzung, sondern zur reaktiven Ausbildung von Schwielen. Schwielen verhärten die Haut, was die Druckwirkung in die Subkutangewebe überträgt. Subkutane Verletzungen (Schwielenhämatom) sind die Folge, mit Infektion und Gewebeeinschmelzung (Schwielenabszess) und schließlich (Schwielen-) Ulkus (Abb. 11.6 [9]). Das typische Malum perforans inmitten einer Schwiele (Abb. 11.1) ist also eher auf chronisch-repetitive Traumata zurückzuführen als auf ein akutes Trauma.

11.3.2 Weichteilverletzung durch thermische Einwirkung (Wärme)

Die Schmerzschwelle der menschlichen Haut liegt beim Gesunden bei etwa 46°C; bei Polyneuropathie liegt sie über 100°C! Bei ununterbrochener, stundenlanger Einwirkung u. U. nur mäßig erhöhter Temperatur (Abb. 11.7) am sensibilitätsgestörten,

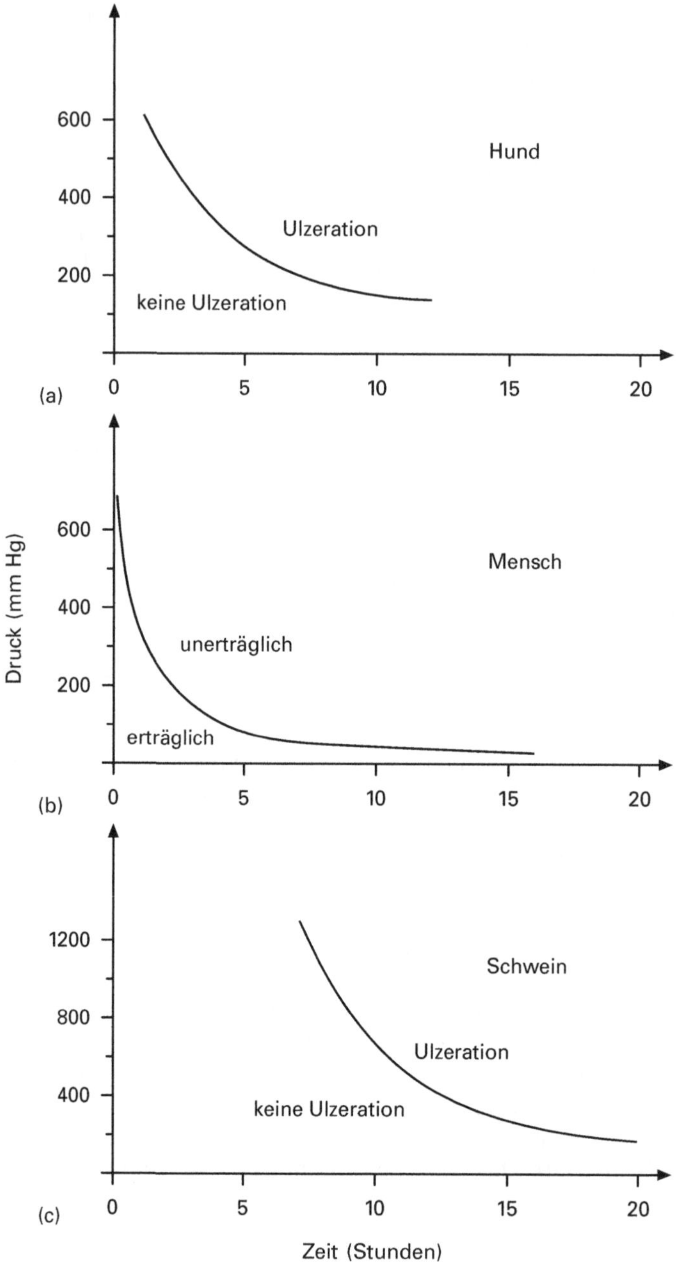

Abb. 11.5: Drucktoleranz von Haut und Weichteilen bei Hund, Mensch und Schwein. Über unterschiedliche Zeiträume wurden unterschiedliche starke Druckkräfte aufgebracht; registriert wurden die jeweils erzeugten Ulzera (bei Hund und Schwein) bzw. Schmerzen (beim Menschen). Nach [27].

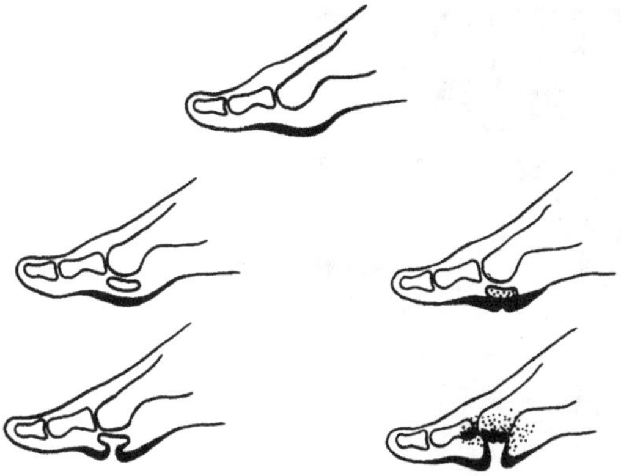

Abb. 11.6: Schematische Entwicklung von Plantarulzera bei Polyneuropathie und fortgesetztem, repetitivem Trauma: zunächst Bildung von Schwielen (oben), dann subepidermale Blase (links) bzw. Hämatom und Abszess (rechts), die aufbrechen und ulzerieren (links) bzw. als Eintrittspforte für Infektionen fungieren (rechts). Nach [9].

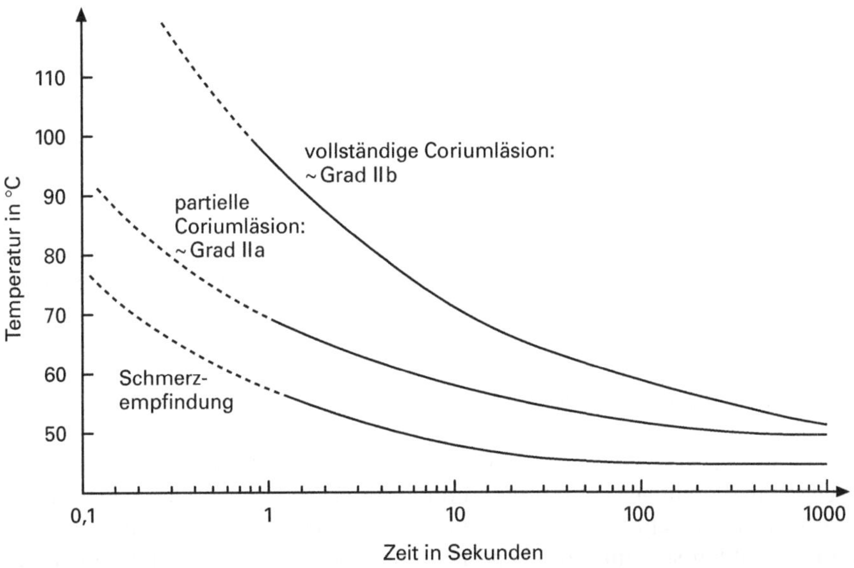

Abb. 11.7: Zusammenhang zwischen Einwirkungsdauer und Temperatur bei der Entstehung thermischer Hautschäden. Nach [4, 21].

neuropathischen Fuß entstehen Verbrennungen 1. Grades (Erythem), 2. Grades (Blasenbildung) oder 3. Grades (Gewebsnekrose) [4, 15, 21]), siehe Abb. 11.8.

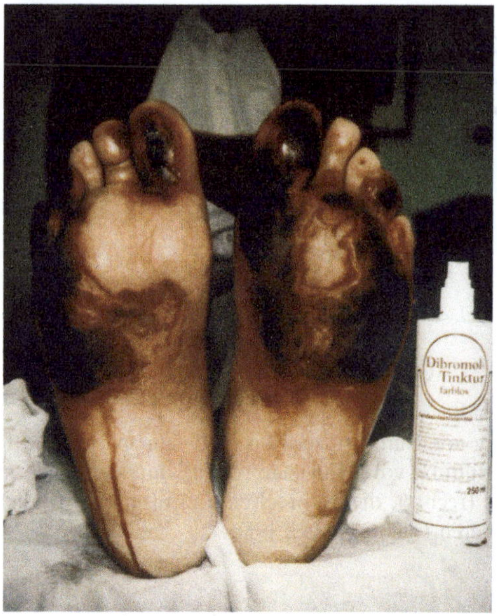

Abb. 11.8: Verbrennung 3. Grades 72 Stunden nach 180-minütiger Auflage der Füße auf eine Wärmeflasche; 63-jähriger Dialysepatient mit diabetischer Polyneuropathie.

11.3.3 Die Folgen der Weichteilverletzung

Die Folgen der Weichteilverletzung unterscheiden sich nach ihrer Ausdehnung, nach dem Ausmaß ihrer Infektion und nach ihrer arteriellen Durchblutung.

11.3.3.1 Weichteilverletzungen bei PAVK (ohne PNP)

Bei kritischer Ischämie (systolischer Zehenarteriendruck < 50 mm Hg) führen schon kleine Weichteilverletzungen durch Entzündung rasch zur lokalen Dekompensation der grenzwertigen Durchblutungssituation. Die normalen, reparativen Vorgänge bleiben aus, es bilden sich umschriebene Hautnekrosen. Da sie sich nicht mehr regenerieren können, demarkieren und mumifizieren („kalter Brand") sie oder infizieren sich und rufen dadurch per continuitatem weiteren Gewebeuntergang hervor (Gangrän, Stadium IV nach Fontaine) (Abb. 11.2a).

11.3.3.2 Weichteilverletzungen bei Polyneuropathie (ohne PAVK)

Sie führen – je nach Verschleppung der Behandlung wegen Schmerzlosigkeit – zu ausgedehnten Infektionen und Entzündungen unter Einbeziehung sämtlicher benachbarter Fußstrukturen. Die Infektionen nehmen Ausmaße an, die bei erhaltenem

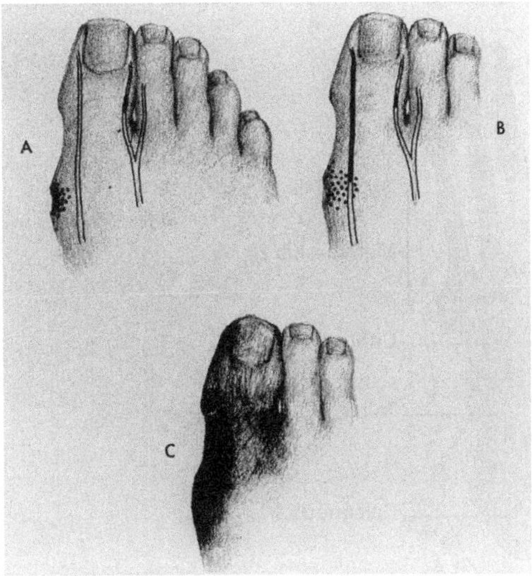

Abb. 11.9: Entwicklung einer neuropathisch-infizierten, diabetischen Gangrän ohne Beteiligung einer PAVK (nach Levin/O'Neal (vgl. [16]): Bei Neuropathie entstehen Hautläsionen unbemerkt, ulzerieren unbemerkt. Eine Infektion breitet sich – ohne die physiologische Schonung – unbemerkt in den Weichteilen aus und erfasst Gelenke und Gefäße, es kommt zur septischen Thrombose mit Zeheninfarkt (Gangrän).

Schmerzempfinden undenkbar wären. Es kommt zur pyogenen Arthritis und Osteomyelitis. Erfasst die Infektion auch größere Gefäße (septische Thrombose), kommt es zur akralen Gangrän („heißer Brand"(Abb. 2b)) – ohne dass eine PAVK besteht! (Abb. 11.9 (nach [16]). Es besteht die Gefahr der Sepsis und des Kompartmentsyndromes [10].

11.3.3.3 Weichteilverletzungen bei PNP plus PAVK

Hierbei überlagern sich die o. g. Verläufe.

11.3.4 Knochenverletzungen am neuropathischen Fuß (Osteoarthropathie, Charcot-Fraktur, Charcot-Fuß [25])

Knochenverletzungen durch Überlastung des Fußskeletts ereignen sich bei diabetischer PNP wegen der verminderten Propriozeption [18] häufiger als bei Gesunden. Sie werden von den Patienten wegen fehlender Schmerzsensibilität oft übersehen, nur etwa jeder Zweite kann sich an das auslösende Trauma erinnern [7]. Bei Gesunden führen derartige Verletzungen an Fußknochen und -gelenken, z. B. durch Distorsion oder Ermüdungsfraktur [14], sofort zu stärksten belastungsabhängigen Schmerzen und zur sofortigen Einstellung der Belastung. Patienten mit PNP dagegen setzen nach derartigen Traumata die Belastung noch stundenlang fort und verschlim-

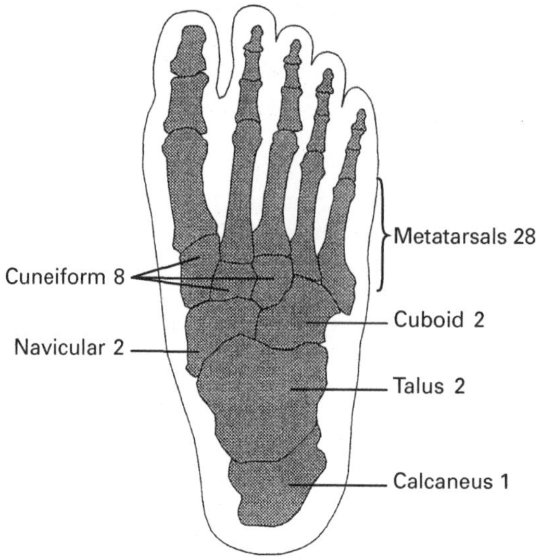

Abb. 11.10: Lokalisation von 43 Knochenläsionen bei 12 Diabetikern mit akutem Charcot-Fuß. Nach [6].

mern damit die Knochenzerstörungen! Es kommt zu multiplen transartikulären Frakturen der Metatarsal- und anderer Knochen (Abb. 11.10). Dieses Krankheitsbild wird als neurogene Osteoarthropathie bezeichnet oder auch Charcot-Fuß [25] nach dem französischen Neurologen J.M.Charcot, der erstmals 1868 solche Fuß-Veränderungen bei Syphilis beschrieben hatte. Eine akute Skelett-Verletzung ist weniger an Schmerzen (Dolor, Functio laesa) als an den plötzlich auftretenden übrigen Entzündungszeichen (Abb. 11.3) zu erkennen: Tumor (z. T. monströse Schwellung infolge Frakturhämatoms bzw. Gelenkkapselzerreissung und entzündlichen Ödems – der Fuß passt plötzlich nicht mehr in den Schuh!), Calor (Überwärmung – der Fuß fühlt sich heiß an!) und Rubor (Rötung – der Fuß blasst auch bei Hochlagern nicht ab). Es besteht die Gefahr der Superinfektion bzw. des Kompartmentsyndroms [10], und der ödembedingten Haut-Druckschäden Malum perforans). Patienten mit fortgeschrittener Neuropathie, die zudem sehr adipös sind oder Osteoporose aufweisen, sind besonders prädisponiert für Skelett-Verletzungen der Füße. Charcot-Frakturen der Füße kommen auch bei anderen Formen peripherer Nervenschädigung vor, so z. B. bei der Spina bifida [32], der Lepra [7], der hereditären Neuropathie Charcot-Marie-Tooth, der funikulären Myelose [12]; vgl. auch Kap. 10.

11.4 Obsolete Vorstellungen zur Pathogenese der diabetischen Podopathie

Immer noch weit verbreitet und beliebt sind einige irrige Vorstellungen zur Pathogenese der diabetischen Podopathie, die Ärzte (und Patienten?) davon abhalten, sich aktiv für eine fußerhaltende Behandlung einzusetzen. So werden das malum perforans pedis und die diabetische Gangrän an einem Fuß mit tastbaren Fußpulsen immer noch als mikroangiopathische Läsionen verkannt, als Ergebnis einer Art peripherer Verschlusskrankheit der Kapillaren analog zur Mikroangiopathie der Augen und der Nieren [7, 8]. Diese Vorstellung ist falsch. Weder sind die mikroangiopathischen Veränderungen and Nieren- und Augenkapillaren pathogenetisch identisch (so kennt die Nephropathie Kimmelstiel-Wilson weder Mikroaneurysmen noch Proliferationen, und die diabetische Retinopathie kennt keine Mesangiumverbreiterung), noch hat man jemals im Muskel- und Bindegewebe des Fußes ähnliche Kapillarverschlüsse gefunden wie an der Retina und im Glomerulus. Auch die Klinik widerlegt diese Annahme: die Heilungskapazität bei Patienten mit diabetischer Podopathie ist ebenso gut wie bei nichtidabetischen Patienten, vorausgesetzt, es besteht keine PAVK. Gleich gute Beinerhaltungsraten durch Gefäßchirurgie bei diabetischen und nichtdiabetischen Patienten mit PAVK (im gleichen Fontaine Stadium!) sind eine andere, eindrucksvolle Bestätigung.

Weit verbreitet ist auch der Irrtum, das Malum perforans pedis sei ein trophisches Ulkus, sei die Folge der neurogenen Atrophie der Haut („die Haut wird allmählich atrophisch und neigt zu Ulzera“ [29]). Diese Therorie ignoriert das Trauma als auslösende, notwendige Ursache und übersieht, dass die Ulzera stets nur an traumatisierten Bereichen des Fußes entstehen und nicht einige Millimeter daneben (wo auch die Haut atrophisch sein mag).

Ähnliche Vorstellungen ranken sich um den Charcot-Fuß: die Knochenläsionen wurde lange Zeit als spontane neurogene Osteolysen angesehen [25]. Charcot selber glaubte, die Neuropathie würde zu einer Beeinträchtigung der nervös gesteuerten Knochentrophik führen, mit Zerstörung des Knochens ohne erkennbares Trauma. Dem widersprachen bereits Rotter und Virchow et al. in der „Discussion über Arthropathia tabidorum „ auf der Sitzung der „Berliner medicinischen Gesellschaft“ am 17. November 1886 [13, 25]. Und bis heute widerlegt der klinische Verlauf der Charcot-Frakturen die Charcot'sche Theorie täglich neu: der Charcot-Fuß ereignet sich meist einseitig (während die diabetische PNP symmetrisch besteht), und der osteolytische Befund konsolidiert sich, wie eine jede andere Fraktur heilt, mit Kallusbildung und Rekalzifizierung, während die Neuropathie fortbesteht; vgl. auch Kap. 10.

11.5 Kausal orientierte Therapiekonzepte

„Erscheint der Fuß erhaltungswürdig, besteht das Ziel der Behandlung darin, Durchblutung und Sensibilität, besonders aber die plantare Haut und Fersenpolsterung zu erhalten, die passive und aktive Bewegung wieder herzustellen, Infektionen zu verhüten und die knöcherne Heilung zu erzielen“ [34]. Diese Zielsetzung, die für das Unfallpolytrauma formuliert wurde, kann (mit Einschränkungen) auch für Patienten mit diabetischer Podopathie gelten. Sie ist bei der praktischen Umsetzung der modernen Erkenntnissen zur Pathogenese der diabetischen Podopathie und ihrer Komplikationen heute auch erreichbar. Da allerdings auf dem Gebiet der Podopathie bislang nur wenige randomisierte kontrollierte Therapiestudien vorgelegt wurden, sind wir bei der Behandlung auf andere – minderwertigere, theoretische – Orientierungen angewiesen.

a) *Kausale Behandlung der PNP?* Eine kausale medikamentöse Therapie zur Heilung oder Rückbildung der diabetischen PNP gibt es derzeit nicht. Die Beinahe-Normalisierung der diabetischen Stoffwechsellage verhindert nach 7–10-jähriger Anwendung das Fortschreiten einer diabetischen PNP [28]; die Nierentransplantation verbessert die Neuropathie bei Diabetikern mit Urämie durch Beseitigung der urämischen Neuropathie. Die Vermeidung von Ulzerationen oder Gangränen bzw. deren Heilung durch Verhinderung des Fortschreitens der PNP wurde bisher nicht beschrieben. Ebensowenig hat die symptomatische Therapie der diabetischen PNP (z. B. mit Carbamazepin, Thioctsäure, Akupunktur o. ä.) bisher einen Effekt auf diese Endpunkte gezeitigt.
b) *Kausale Behandlung der PAVK?* Eine kausale medikamentöse Therapie zur Heilung oder Rückbildung der PAVK Stadium III und IV bzw. der kritischen Ischämie existiert derzeit nicht. Die symptomatische Therapie besteht in der arteriellen Revaskularisation, möglichst rechtzeitig vor der Ausbildung größerer Gewebeuntergänge. Dadurch werden nachweislich Gangräne zur (Defekt-)Abheilung gebracht und Fußamputationen vermieden [7, 16].
c) *Kausale Behandlung der Komplikationen?*
   - *Malum perforans pedis.* Eine kausal orientierte Therapie mit totaler Druckentlastung, Wund- und Infektionskontrolle bringt den Gewebedefekt zur Abheilung (Defektheilung).
   - *Charcot-Fuß.* Eine kausal orientierte Therapie mit sofortiger totaler Druckentlastung, bis alle Entzündungszeichen abgeklungen sind, mit Zwei-Schalen-Gehgips, Rollstuhl, oder Bettruhe, bringt die Charcot-Frakturen binnen ca. sechs Monaten zur Abheilung (Defektheilung), d. h. zur Konsolidierung der Frakturen bis zur vollen Belastbarkeit. Eine medikamentöse Therapie ist nicht bekannt [6];
   - *Gangrän.* Eine kausal orientierte Therapie nach dem I-R-A-Prinzip von Vollmar [33] mit Infektionskontrolle (I), gefolgt von der Revaskularisation (R, bei PAVK) und schließlich der (minor) Amputation der Gangrän (A) bringt die Gangrän zur Abheilung (meist Defektheilung).

11.6 Vermeidung von Komplikationen der diabetischen Podopathie (Tertiär-Prävention)

Durch geeignete Vorsorgemaßnahmen gelingt es, die Entstehung der Komplikationen Ulkus, Gangrän und Charcot-Fuß bei bestehender diabetischer Podopathie zu vermeiden. Diese Maßnahmen sind teilweise bereits durch kontrollierte Studien gesichert [8a]. Sie umfassen:

- Früherkennung von Risikopatienten mit PNP und/oder PAVK, d. h. Patienten mit höherem Lebensalter, längerer Diabetesdauer und manifester diabetischer Retinopathie, Nephropathie, Niereninsuffizienz und koronarer Herzkrankheit. Besonders gefährdet für die Entwicklung von Ulzera, Charcot-Frakturen oder Gangrän sind Patienten mit Fußulzerationen oder Amputationen in der Vorgeschichte: sie sind Hochrisikopatienten.
- die Einbindung dieser Hochrisikopatienten in Fußprotektionsprogramme.

Bei Hochrisikopatienten senken diese Programme die Rezidiv-Raten an Ulzerationen, Amputationen und Hospitalisationen [8a, 23, 24]. Fuß-Protektionsprogramme beinhalten:

- die strikte Vermeidung jeglicher Traumatisierung der Füße durch begrenzte Gehstrecken [1], gepolstertes Schuhwerk [8a, 31], die Verhütung bzw. Einweichung (und verletzungsfreie Abtragung!) von Hyperkeratosen (Schwielen) und die verletzungsfreie Nagelkürzung [8a];
- die Qualifizierung von medizinischen Personal für die Durchführung der Vorsorgemaßnahmen, die alte Menschen aufgrund ihrer Multimorbidität und mangelnder medizinischer Fachkompetenz selbst nicht durchführen können.

Aber völlig vermeiden lassen sich Geschwürsrezidive mit den bisherigen Mitteln offenbar nicht, siehe Abb. 11.11. Vielleicht liegt es daran, dass bislang ein „intelligenter“ Schuh fehlt, siehe Kap. 12.

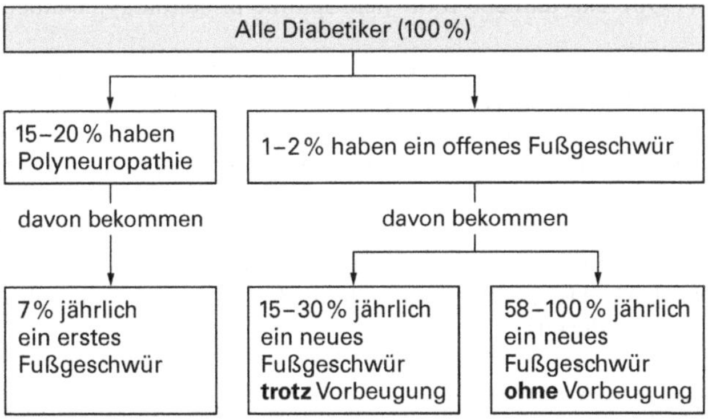

Abb. 11.11: Prävalenz und Inzidenz von Fußgeschwüren bei Patienten mit Diabetes mellitus.

11.7 Die Prognose der „diabetischen Podopathie“

Die „diabetische Podopathie“ ist vorwiegend in der Geriatrie zu finden und immer ein Signum mali ominis. Wahrscheinlich aufgrund der Multimorbidität ist die Sterblichkeitsrate von über 60-jährigen Diabetes-Patienten mit Fußläsionen mehr als doppelt so hoch wie diejenige der gleichaltrigen Durchschnittsbevölkerung [7]. Der Verlauf hängt u. a. davon ab, wie kooperativ die Patienten bei der Vorsorge und Behandlung sein können und welche Begleiterkrankungen bestehen. Besonders schlecht ist der Verlauf der diabetischen Podopathie bei PAVK, Dialysepflichtigkeit oder Immunsuppression. Mindestens ebensoviel wie diese „inneren Bedingungen“ bestimmt aber das medizinische Umfeld als „äußere Ursache“ die Prognose. So verschlechtert allein schon die traditionelle Behandlung mit der möglichst hohen Amputation die Prognose erheblich, aufgrund der beträchtlichen Letalität dieses Eingriffs. Unerfahrenheit der Ärzte, Unkenntnis der pathogenetischen Zusammenhänge zwischen Neuropathie, Infektion und Gangrän; das Fehlen guter Gefäßchirurgen

[19] und das Fehlen eines komplexen Betreuungsprogramms mit Diabetes-Fußambulanzen [16] und häuslicher Behandlungspflege [24] – das sind prognostisch besonders ungünstige äußere Bedingungen. Derartige Mängel verhindern nachweislich, dass mancherorts [30] die diabetischen Podopathie immer noch nicht zeitgemäß – d. h. fußerhaltend – behandelt, versorgt und betreut wird!

Literatur

[1] Ahrweiler, F. (1999) Körperliche Aktivität und diabetisches Fußulkus. Diab Stoffw 8: 95–100.

[2] Beyenal-Ögmen, B. (1999) Bioelectrical impedance sphygmography for hydrostatic toe pressure measurement. A new non-invasive method to assess limb ischaemia. VASA 28: 15–18.

[3] Boulton, A.J.M. (1990) The diabetic foot- neuropathic in aetiology? Diabetic Med 7: 852–858.

[4] Brinkmann, B.; Banaschak, S. (1998) Verbrühungen bei einem Kleinkind. Unfall oder Kindesmißhandlung? Monatsschr Kinderheilk; 146: 1186–1191.

[5] Chantelau, E.; Lee, K.M.; Jungblut, R.M. (1997) Distal arterial occlusive disease in diabetes is related to medial arterial calcification. Exp Clin Endocrinol Diabetes 105/ Suppl.2: 11–13.

[6] Chantelau, E.; Schnabel, T. (1997) Palliative radiotherapy for acute osteoarthropathy of diabetic feet: a preliminary study. Practical Diabetes Int 14: 154–156.

[7] Chantelau, E.; Spraul, M. (Hrsg.) (1999) Amputation? Nein danke! 2. aktualisierte Aufl. München, Verlag Neuer Merkur.

[8] Chantelau, E. (2001) The fate of the ischaemic limb in diabetes: it is neuropathy that makes the difference. VASA Suppl.58: 15–20.

[8a] Chantelau, E. (2002) Alternativen zur Fuß-Amputation bei diabetischer Podopathie- was ist gesichert? Dt Ärztebl 99; A 2052–2056.

[9] Delbridge, L.; Ctercteko, G.; Fowler, C.; Reeve, T.S.; Le Quesne, L.P. (1985) The aetiology of diabetic neuropathic ulceration of the foot. Br J Surg; 72: 1–6.

[10] Echtermeyer, V. (1991) Das Kompartmentsyndrom des Fußes. Orthopäde; 20: 76–79.

[11] Edmonds, M.E. (1986) The diabetic foot: pathophysiology and treatment. Clinics in Endocrinology and Metabolism; 15: 889–916.

[12] Forke, L.; Matzen, P.F.; Klöppel, R. (1998) Funikuläre Myelose – ein außergewöhnlicher Fall einseitiger Fußwurzeldestruktion. Z Orthop; 136: 87–90.

[13] Fränkel, B. (1886) Berliner medicinische Gesellschaft. Sitzung vom 17. 11. 1886. Berliner klinische Wochenschrift 23: 851–855.

[14] Fredericson, M.; Bergman, A.G.; Matheson, G.O. (1997) Ermüdungsfrakturen bei Athleten. Orthopäde 26; 961–971.

[15] Goerz, G.; Ippen, H. (1968) Hautschäden bei bewußtlosen Patienten. Med Klin 63: 2047–2049.

[16] Hanfland, J. (1987) Welchen Beitrag leistet eine Spezialambulanz bei der Behandlung des „diabetischen Fußes"? Med Welt 38: 1405–1409.

[17] Hülsewiesche, C. (1997) Perkutane transluminale Angioplastie zur Behandlung der arteriellen Verschlusskrankheit bei Diabetikern. Z Herz-, Thorax-, Gefäßchir 11: 209–213.

[18] Knecht, S.; Kunesch, E.; Herdmann, J.; Henningsen, H. (1992) Störungsmuster von Sensibilität und Tastsinn. Pathophysiologie und Klinik. Dt med Wochenschr 117: 1450–1457.

[19] Kniemeyer, H.W.; Meyer, K.H.; Chantelau, E.; Sandmann, W. (1995) Diabetes und periphere arterielle Verschlusskrankheit – eine gefäßchirurgische Herausforderung. Diab Stoffw 4: 327–330.

[20] Kunt, T.; Omran, W.; Forst, T.; Engelbach, M.; Küstner, E.; Beus, J.; Böhm, A.; Gahr, S.; Pfützner, A.; Beyer, J. (1997) Mediasklerose vom Typ Mönckeberg bei Diabetikern-radiologisches Verteilungsmuster und Assoziation mit diabetischen Spätkomplikationen. Diab Stoffw 6: 102–106.

[21] Lawrence, J.C.; Bull, J.P. (1976) Thermal conditions which cause skin burn. Engineering Med 5: 61–63.

[22] Luft, D.; Maisch, C.; Dörnberger, V.; Forst (1999) Mönckeberg'sche Mediasklerose bei Diabetikern. Ein harmloser Nebenbefund? Diab Stoffw 8: 75–81.

[23] Malone, J.M.; Snyder, M.; Anderson, G.; Bernhard, V.M.; Holloway, A.; Bunt, T.J. (1989) Prevention of amputation by diabetic education. Am J Surg 158: 520–523.

[24] Marciniak, M. (1998) Qualifizierte Fußpflege/Behandlung zur Rehabilitation von Patienten mit diabetischem Fuß-Syndrom. Eine Kohortenstudie. Diab Stoffw 7: 81–85.

[25] Onvlee, G.J. (1998) The Charcot foot. A critical report and an observational study of a group of 60 patients. Dissertation. Medizinische Fakultät. Universität Leiden, Niederlande

[26] Pecoraro, P.E.; Reiber, G.R.; Burgess, E.M. (1990) Pathways to diabetic limb amputation: basis for preventio. Diabetes Care 13: 513–521.

[27] Reddy, N.P.: Effects of mechanical stresses on lymph and interstitial fluid flows. In: D. Bader (Hrsg.) (1990) Pressure sores-clinical practice and scientific approach. Houndsmill, MacMillan Press Ltd. 203–210.

[28] Reichard, P.; Nilsson, B.Y.; Rosenquist, U. (1993) The effect of long-term intensified insulin treatment on the development of microvascular complications of diabetes mellitus. N Engl J Med 329: 304–309.

[29] Schiffter, R. (1990) Die vegetative Symptomatik der Polyneuropathien. Dt Ärztebl 87: B1347–B1355.

[30] Standl, E.; Mendler, G.; Zimmermann, R.; Stiegler, H. (1996) Zur Amputationshäufigkeit von Diabetikern in Deutschland-Ergebnisse einer Erhebung in zwei Landkreisen. Diab Stoffw 5/Suppl. 1: 29–32.

[31] Striesow, F. (1998) Konfektionierte Spezialschuhe zur Ulkusrezidivprophylaxe beim diabetischen Fußsyndrom. Med Klin 93: 695–700.

[32] Trollmann, R.; Hirschfelder, H.; Strehl, E. (1997) Frakturen bei Patienten mit Meningomyelozele. Monatsschr Kinderheilkd 145: 704–707.

[33] Vollmar, J. (1996) Rekonstruktive Chirurgie der Arterien. 4. Auflage. Thieme 194–206.

[34] Zwipp, H.; Dahlen, C.; Randt, T.; Gavlik, J.M. (1997) Komplextrauma des Fußes. Orthopäde 26: 1046–1056.

12 Technische Neuerungen – Der Diabetiker-Schuh der Zukunft

Ernst Chantelau, Uwe Rhefus

12.1 Formerfassung für die Herstellung von Maßschuhen

Ein individueller Maßschuh ist erforderlich, wenn Deformierungen bestehen und/oder die Funktion der Fußgelenke wesentlich beeinträchtigt ist, insbesondere bei Versteifungen, z. B. beim Charcot-Fuß. Dabei stellt eher der Schuhboden als der Schaft (der Schuh-Oberteil) erhöhte Anforderungen an die Herstellungstechnik. Bei der traditionellen Herstellung eines individuellen Maßschuhs sind mehrere Produktionsschritte nötig: a) Abformung des Fußes, b) Herstellung eines Fuß-Positivmodells (individueller Leisten, z. B. aus Holz (!1), c)die Formgebung von Schuhboden und Schaft nach dem Leisten (siehe Kap.7), und viele andere mehr.

Ein Grundproblem beim Leistenbau ist die Abformung der Fußsohle: insbesondere die lasttragenden Fußstrukturen und ihre Formen müssen bei der Abformung im belasteten Zustand zur Darstellung gebracht werden. Weniger wichtig sind die Formen von Weichteilen, die nicht der Lastaufnahme dienen.

Traditionell wird die Abformung mit Gipsbinden durchgeführt, sowie mittels eines Abdrucks der Fußsohle im Trittschaum. Beide Techniken bringen Negative der Sohlenoberfläche hervor, die die lasttragenden Strukturen nicht eindeutig darstellen: die Gipsabformung stellt die Weichteil-Oberfläche des Fußes im unbelasteten Zu-

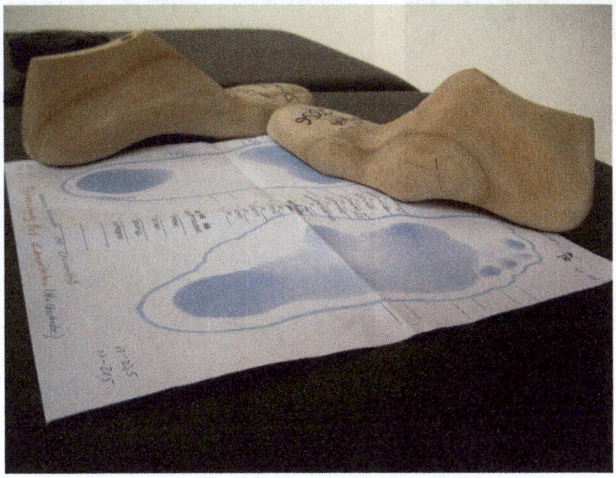

Abb. 12.1: individuelle Leisten, Computer-gesteuert aus Holz gefräst, Blauabdrucke.

stand dar. Der Trittschaum-Fußabdruck – mit statischer, passiver Teilbelastung des Fußes – bildet die beim Gehen in Funktion befindlichen Skelettstrukturen des Fußes (Gelenke, Faszie, Knochen) auch nicht genau ab, weil das Trittschaummaterial zu weich und nachgiebig ist. Die Vollkontakt-Bettung der lasttragenden Strukturen ist aber für den therapeutisch erwünschten Entlastungseffekt entscheidend!

Neuerdings werden computerisierte Verfahren verwendet. Dabei bedient man sich zur Formerfassung eines fotografischen Scanners (Abb. 12.2a–d), dessen Messdaten in einen Rechner eingegeben werden. Am Bildschirm entsteht so ein dreidimensionales Bild der gesamten Fußoberfläche. Dieses Verfahren kann zwar die Herstellung des Leistens beschleunigen, durch Computer-gesteuertes Fräsen des Leistens aus Holzrohlingen. Die Pass- und Funktions-Eignung wird dadurch aber nicht notwendigerweise verbessert. Der Grund: der Scanner tastet die von vom Haut- und Weichteilmantel gebildete äußere Form des auf einer Glasplatte stehenden Fußes ab, die Sohlenstruktur wird teilweise als spiegelglatte Fläche abgebildet. Die inneren lasttragenden Fuß-Elemente – deren Bettung und Entlastung erreicht werden soll – werden nicht erfasst.

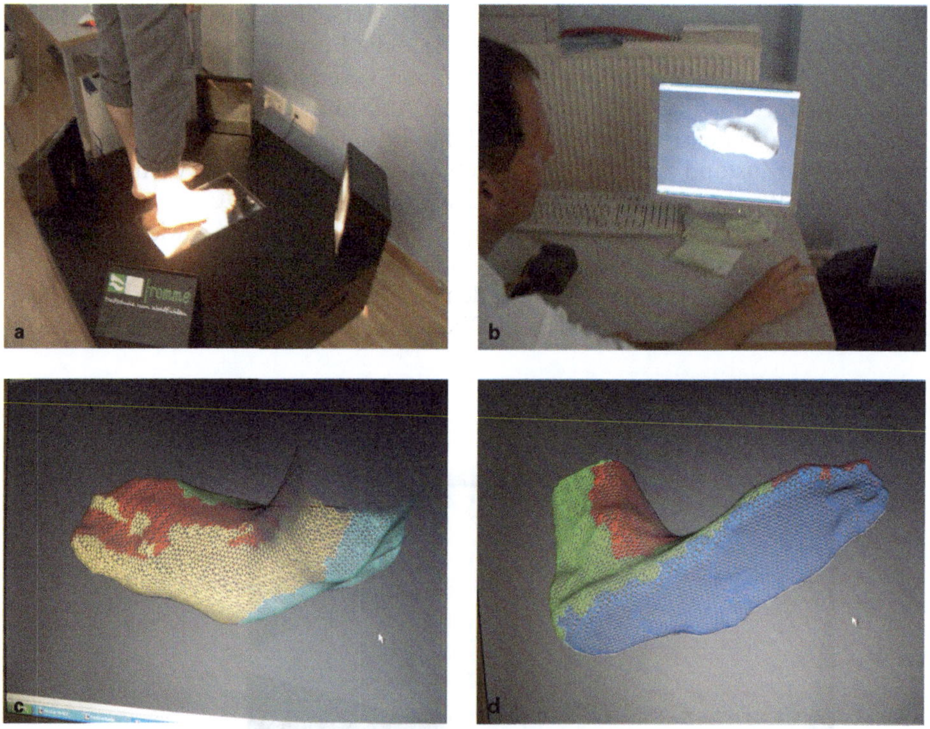

Abb. 12.2: (a) Fuß-Scanner in Betrieb, (b) Scan auf dem Bildschirm, (c) und (d) Scan zur elektronischen Bearbeitung (Firma Fromme Orthopädie, Bocholt).

12.2 Ein neues Konstruktionsprinzip: die individuelle Polyurethanschaum-Fußbettung

Mit dieser Technik könnte die Fußsohle funktionsgerechter abgebildet werden. Die Technik wird am belasteten oder unbelasteten Fuß zur Anwendung gebracht. Es wird ein präparierter Halbschuh angezogen, der in Höhe des Schuhbodens im Schaft ein Loch aufweist, für die Einführung eines ca. 8 mm dicken Einfüllstutzens. Der Schuh wird über dem Spann fest verschlossen. In diesen Schuh wird – in eine zwischen Schuhboden und Fußsohle eingelegte flache Schale mit Stoffbespannung – ein Zweikomponenten-Polyurethangemisch eingelassen. Der zähflüssige Kunststoff gelangt über einen Stutzen in die Hülle, wo er umgehend aufgrund von Gasbildung aufschäumt. Der Schaum presst die Stoffbespannung gleichmäßig an die Weichgewebe der Fußsohle, und so die Weichgewebe an die festen Skelettstrukturen, und härtet dann innerhalb weniger Minuten aus. Reguliert werden kann der Druck durch ein geeignetes Auslassventil, das gegenüber dem Einlass-Stutzen in der Hülle angebracht ist und durch das bei zu hohem Druck Schaum durch ein weiteres Loch im Schaft austreten kann.

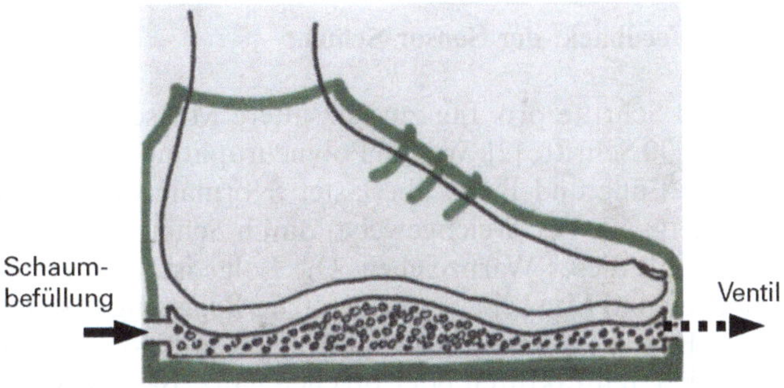

Abb. 12.3: Herstellung einer Polyurethanschaum-Fußbettung, schematisch.

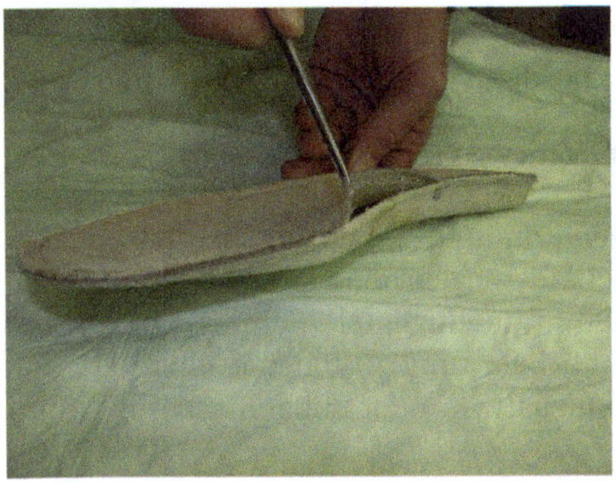

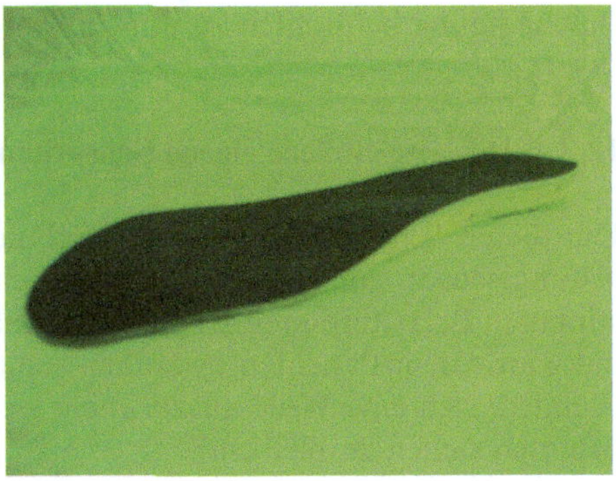

Abb. 12.4: (a) Schale zum Einfüllen des Schaums, (b) fertige Bettung nach Aushärtung des Schaums.

Durch geeignete Abnäher in der Hülle kann die Ausbreitung des Schaums in der Hülle gelenkt werden (z. B. um zu vermeiden, dass zuviel Schaum unter die Zehenkuppen gepresst wird). Nach etwa 10 Minuten ist der Aushärtungsprozess des Schaums, der mit Wärmeentwicklung bis ca. 50 °C einhergeht, abgeschlossen und der Schuh wird ausgezogen. Die ausgeschäumte Hülle wird herausgenommen: sie weist an ihrer dem Fuß zugewandten Seite die Negativform der Fußsohle auf, unter Betonung der lasttragenden Skelettstrukturen (Vollkontaktbettung).

Durch Auswahl und Mischungsverhältnis der Polyurethan-Komponenten kann die Shore-Härte der entstehenden Schaum-Bettung reguliert werden. Verwendet werden können z. B. Produkte der Firma COP/Frankreich: Ortholegere 60, Sipmousse souple, Durcisseur MS®. Arbeitsschutz-Bestimmungen beachten! Schutzbrille und Gasabzug müssen eingesetzt werden! Die Fußsohle muss ggfs. mittels Strumpf gegen Überwärmung isoliert werden.

Dieses auch als „foam fitting“ bezeichnete Verfahren wird seit einiger Zeit zur Herstellung von passgenauen, wie angegossen – weil angeschäumt – sitzenden Skistiefeln angewandt (z. B. Frank Kipping, Firma Strolz, Bregenz/Österreich), wie in der Süddeutschen Zeitung vom 24. 3. 2005 zu lesen („Schuhwunder aus Schaum“).

12.3 Der Schuh mit Bio-Feedback: der Sensor-Schuh

Kinder legen etwa 10 000 Schritte pro Tag zurück, ältere Menschen mit Polyneuropathie nur noch etwa 5000 Schritte [2]. Wer an Polyneuropathie erkrankt ist merkt oft nicht, wenn er/sie die Füße und Beine überlastet. Normalerweise machen sich Überlastungen (des Skeletts wie der Weichgewebe) durch Schmerzen bemerkbar – bei Sensibilitätsstörung fehlt dieses Warnzeichen. Die Folge ist, dass Haut, Weichgewebe, Gelenke, Knochen und Muskeln bei fortgesetzter Belastung beschädigt werden – die Haut bildet Blasen, Muskelfasern reißen, Gelenkknorpel wird aufgescheuert, Knochen erleiden Teilfrakturen oder brechen ganz, Bänder werden überdehnt. Normalerweise warnt der Schmerz vor Überlastungsschäden – diese werden dann vermieden, indem man sofort die Belastung (dauerhaft oder vorübergehend) beendet. Schon eine Unterbrechung nur für Minuten bietet den belasteten Strukturen die Gelegenheit zu Erholung; anschließend kann man sich weiter belasten, ohne Beschädigung befürchten zu müssen (intermittierende Belastung).

12.3.1 Das ausgefallene eigene Sensorium ersetzt eine elektronische Sensor-Prothese

Um diesen Schäden bei fehlender Schmerzempfindung vorzubeugen wäre ein Belastungssensor sinnvoll, der im Schuh eingebaut werden müsste und bei einer bestimmten Belastungsgrenze ein Warnsignal gibt („intelligenter“ Schuh). Dieses Signal würde dem Patienten bedeuten, seine Fuß-Belastung zu unterbrechen oder zu beenden, sich eine Weile auszuruhen, sich hinzusetzen oder einfach nur für einige Minuten stehen zu bleiben.

12.3.2 Wer nicht fühlen kann, muss hören (oder sehen)!

Als ein solches Frühwarnsystem könnte ein Schrittzähler fungieren, der bei einer von Fall zu Fall festzulegenden Belastungs-Obergrenze (z. B. 1000 Schritte) akustischen oder optischen Alarm gibt. Nach einer – ebenfalls von Fall zu Fall festzulegenden – Ruheperiode würde die Schrittzählung wieder bei 0 beginnen. Technisch ist ein solches Warnsystem machbar – es gibt bereits Vorbilder, die u. a. auch schon in wissenschaftlichen Untersuchungen verwendet wurden [1, 2]. Wenn man früher viel Technik in die Herstellung von Beinprothesen investierte als Ersatz für „minderwertige" Beine, so wird man in Zukunft in die Herstellung von Sensorprothesen investieren (und die Beine erhalten).

Die technische Herstellung dürfte keine Probleme bereiten: bereits vor einiger Zeit waren Kinderschuhe aus China auf dem Markt, mit Erschütterungssensoren in der Sohle (z. B. „Hot-Lights" der Firma Skechers Inc., USA ; siehe www.skechers.com). Beim Aufsetzen des Fußes schalteten die Sensoren kleine Leuchtdioden an (Abb. 12.5).

Auch gibt es Schrittzähler für Sportschuhe: der S1 Laufsensor® der Firma Polar wird auf dem Schuh befestigt und misst mit hoher Genauigkeit die Geschwindigkeit und die zurückgelegte Strecke- die Daten werden auf eine Polar-Uhr® übertragen

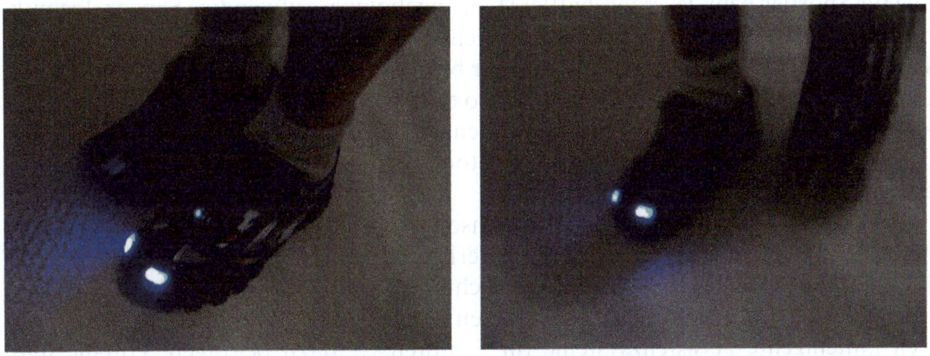

Abb. 12.5: Kinderschuh mit Beleuchtung, die beim Auftreten aktiviert wird

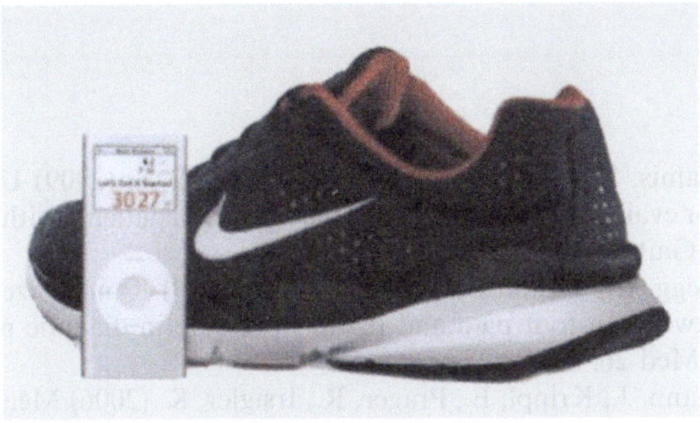

Abb. 12.6: iPod Sport Kit der Firmen Nike und Apple

(Kosten: 129 €). Information unter http://www.polar-deutschland.de/de/produkte/accessoires/S1_laufsensor.

Eine andere Variante ist der Nike® Schuh samt iPod Sport Kit®. Der iPod Sport Kit enthält einen Sensor, der in den Sportschuh eingelegt wird und per Bluetooth an einen Empfänger sendet, der am iPod nano® angebracht ist (Informationen unter http://www.apple.com/de/ipodnano/features/fitness.html).

Ein auf dem GPS (global positioning system, über Satelliten) basierendes System kommt eher nicht infrage, denn es würde einen Ortswechsel registrieren auch wenn er z. B. im Fahrzeug und nicht unter Benutzung der Füße erreicht würde.

Das kontinuierliche Bio-Monitoring wird auch in anderen Bereichen erprobt, z. B. zum Aufzeigen der fruchtbaren Tage im weiblichen Zyklus. Dazu wird ein Temperatursensor in Form eines kleinen Pflasters auf die Haut geklebt, der alle 10 Minuten die Körpertemperatur aufzeichnet. Die Messwerte werden auf ein kleines Empfangsgerät übertragen und können dort ausgelesen und verarbeitet werden (www.temperatureconcepts.com/company.php).

12.4 Der Diabetiker-Schuh der Zukunft: intelligente Funktion (Warnsignal bei Überbelastung) kombiniert mit intelligentem Design

Die für Sportler bzw. Wissenschaftler [1, 3] angebotene, aufwändige Sensor-Technik brauchen Diabetiker mit Neuropathie nicht. Für ihren Schutz genügte bereits ein simpler elektromechanischer Schalter, der beim Vorschwingen eines Beines (in einer Ebene, sagittal) aktiviert wird. Eine ebenso einfache Zählelektronik, die ihre Energie aus der Schalteraktivierung bezieht, ist denkbar. Die Signalisierung des Erreichens der Belastungsobergrenze könnte via Bluetooth erfolgen, z. B. auch über Aktivierung eines Mobiltelefons.

Und warum gibt es einen solchen Sensor noch nicht? Weil bisher kein Schuhhersteller diesen Sensor als Marktchance erkannt hat. Dabei fördert doch sogar das Bundesministerium für Forschung und Technologie BMFT das Entwicklungsprojekt „SmartSenior-intelligente Dienstleistungen für Senioren“ mit 25 Millionen Euro, weil „intelligente Assistenzsysteme für Senioren ... dazu beitragen, Unfälle und Krankheiten zu vermeiden und die Alltagsaufgaben im Haushalt zu erleichtern“, wie Staatssekretär Thomas Rachel Mitte 2009 formulierte (Deutsches Ärzteblatt 2009; 106: C-1062).

Literatur

[1] Atlas, E., Yizhar, Z., Khamis, S., Slomka, N., Hayek, S., Gefen, A. (2009) Utilization of the foot load monitor for evaluating deep plantar tissue stresses in patients with diabetes: proof-of-concept studies. Gait & Posture 29: 377–382

[2] Burns, J., Wegener, C., Begg, L., Vicaretti, M., Fletcher, J. (2009) Randomized trial of custom orthoses and footwear on foot pain and plantar pressure in diabetic peripheral arterial disease. Diabetic Med 26: 893–899

[3] Kästenbauer, T., Wassermann, J., Krippl, E., Prager, R., Irsigler, K. (2006) Measurement of the walking duration with therapeutic shoes in neuropathic diabetic patients by a novel device (Show-me). Diabetes Care 29: 1456

Register